浙派中醫
TRADITIONAL CHINESE MEDICINE OF ZHEJIANG SCHOOL

浙派中医丛书
专题系列

刘时觉　著

永嘉医派

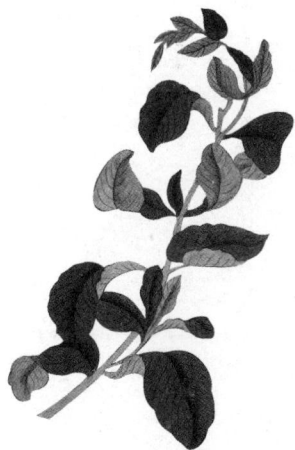

永嘉
医派

全国百佳图书出版单位
中国中医药出版社
·北京·

图书在版编目（CIP）数据

永嘉医派 / 刘时觉著 . —北京：中国中医药出版社，2022.9
（《浙派中医丛书》专题系列）
ISBN 978 - 7 - 5132 - 7699 - 3

Ⅰ . ①永… Ⅱ . ①刘… Ⅲ . ①中医流派—永嘉县 Ⅳ . ① R-092

中国版本图书馆 CIP 数据核字（2022）第 125518 号

中国中医药出版社出版

北京经济技术开发区科创十三街 31 号院二区 8 号楼
邮政编码 100176
传真 010-64405721
保定市西城胶印有限公司印刷
各地新华书店经销

开本 710×1000 1/16 印张 8.5 字数 118 千字
2022 年 9 月第 1 版 2022 年 9 月第 1 次印刷
书号 ISBN 978 - 7 - 5132 - 7699 - 3

定价 38.00 元
网址 www.cptcm.com

服 务 热 线 010-64405510
购 书 热 线 010-89535836
维 权 打 假 010-64405753

微信服务号 zgzyycbs
微商城网址 https://kdt.im/LIdUGr
官 方 微 博 http://e.weibo.com/cptcm
天猫旗舰店网址 https://zgzyycbs.tmall.com

如有印装质量问题请与本社出版部联系（010-64405510）

《浙派中医丛书》组织机构

指导委员会

主 任 委 员 王仁元　曹启峰　谢国建　朱　炜　肖鲁伟
　　　　　　　范永升　柴可群

副主任委员 蔡利辉　曾晓飞　胡智明　黄飞华　王晓鸣

委　　　员 陈良敏　郑名友　程　林　赵桂芝　姜　洋

专 家 组

组　长 盛增秀　朱建平

副组长 肖鲁伟　范永升　连建伟　王晓鸣　刘时觉

成　员（以姓氏笔画为序）

　　　　　王　英　朱德明　竹剑平　江凌圳　沈钦荣

　　　　　陈永灿　郑　洪　胡　滨

项目办公室

办公室 浙江省中医药研究院中医文献信息研究所

主　任 江凌圳

副主任 庄爱文　李晓寅

总　序

浙江位居我国东南沿海，地灵人杰，人文荟萃，文化底蕴十分深厚，素有"文化之邦"的美誉。就拿中医中药来说，在其发展的历史长河中，历代名家辈出，著述琳琅满目，取得了极其辉煌的成就。

由于浙江省地域不同，中医传承脉络有异，从而形成了一批各具特色的医学流派，使中医学术呈现出百花齐放、百家争鸣的繁荣景象。其中丹溪学派、温补学派、钱塘医派、永嘉医派、绍派伤寒等最负盛名，影响遍及海内外。临床各科更是异彩纷呈，涌现出诸多颇具名望的专科流派，如宁波宋氏妇科和董氏儿科、湖州凌氏针灸、武康姚氏世医、桐乡陈木扇女科、萧山竹林寺女科、绍兴三六九伤科，等等，至今仍为当地百姓的健康保驾护航，厥功甚伟。

值得一提的是，古往今来，浙江省中医药界还出现了为数众多的知名品牌，如著名道地药材"浙八味"，名老药店"胡庆余堂"等，更是名驰遐迩，誉享全国。由是观之，这些宝贵的学术流派和中医药财富，很值得传承与弘扬。

有鉴于此，浙江省中医药学会为发扬光大浙江省中医药学术流派精华，凝练浙江中医药学术流派的区域特点和学术内涵，由对浙江中医药学术流派有深入研究的浙江中医药大学原校长范永升教授亲自领衔，凝心聚力，集思广益，最终打出了"浙派中医"这面能代表浙江省中医药特色、优势和成就的大旗。此举，得到了浙江省委省政府、浙江省卫生健康委员会和浙江省中医药管理局的热情鼓励和大力支持。

《中共浙江省委 浙江省人民政府 关于促进中医药传承创新发展的实施意见》提出要"打造'浙派中医'文化品牌,实施'浙派中医'传承创新工程,深入开展中医药文化推进行动计划。加强中医药传统文献研究,编撰'浙派中医'系列丛书"。浙江省中医药学会先后在省内各地多次举办有关"浙派中医"的巡讲和培训等学术活动,气氛热烈,形势喜人。

浙江省中医药研究院中医文献信息研究所为贯彻习近平总书记关于中医药工作的重要论述精神和《中共浙江省委 浙江省人民政府 关于促进中医药传承创新发展的实施意见》,结合该所的专业特长,组织省内有关单位和人员,主动申报并承担了浙江省中医药科技计划"《浙派中医》系列研究丛书编撰工程",省中医药管理局将其列入中医药现代化专项。在课题实施过程中,项目组人员不辞辛劳,在广搜文献、深入调研的基础上,按《浙派中医丛书》编写计划,分原著系列、专题系列、品牌系列三大板块,殚心竭力地进行编撰出版,我感到非常欣慰。

我生在浙江,长在浙江,在浙江从事中医药事业已经五十余年,虽然年近九秩,但是继承发扬中医药的初心不改。我十分感谢为编写《浙派中医丛书》付出辛勤劳作的同志们。专著的陆续出版,必将为我省医学史的研究增添浓重一笔;必将会对我省乃至全国中医药学术流派的传承和创新起到促进作用。我更期望我省中医人努力奋斗,砥砺前行,将"浙派中医"的整理研究工作做得更好,把这张"金名片"擦得更亮,为建设浙江中医药强省做出更大的贡献。

葛琳仪

写于辛丑年孟春

注:葛琳仪,国医大师、浙江中医学院原院长

永嘉医派

前　言

　　"浙派中医"是浙江省中医学术流派的概称,是浙江省中医药学术的一张熠熠生辉的"金名片"。近年来,在上级主管部门的支持下,浙江省中医界正在开展规模宏大的浙派中医的传承和弘扬工作,根据浙江省卫生健康委员会、浙江省文化和旅游厅、浙江省中医药管理局印发的《浙江省中医药文化推进行动计划》(2019—2025 年)的通知精神,特别是主要任务中打造"浙派中医"文化品牌——编撰中医药文化丛书,梳理浙江中医药发展源流与脉络,整理医学文献古籍,出版浙江中医药文化、"浙派中医"历代文献精华、名医学术精华、流派世家研究精华、"浙产名药"博览等丛书,全面展现浙江中医药学术与文化成就。根据这一任务,2019 年浙江省中医药研究院中医文献信息研究所策划了《浙派中医丛书》(原著、专题、品牌系列)编撰工程,总体计划出书 60 种,得到浙江省中医药现代化专项的支持,立项(项目编号 2020ZX002)启动。

　　《浙派中医丛书》原著系列指对"浙派中医"历代文献精华,特别是重要的代表性古籍,按照中华中医药学会 2012 年版《中医古籍整理规范》进行整理研究,包括作者和成书考证、版本调研、原文标点、注释、校勘、学术思想研究等,形成传世、通行点校本,陆续出版,尤其是对从未整理过的善本、孤本进行影印出版,以期进一步整理研究;专题系列指对"浙派中医"的学派、医派、中医专科流派等进行系统介绍,深入挖掘其临床经验和学术思想,切实地做好文献为临床服务；品牌系列指将名医杨继洲、朱丹溪，名店胡庆余堂，名药"浙八味"等在浙江地域甚至国内外享有较高知名度的人、物进行整理研究编纂成书，突出文化内涵和打造文化品牌。

《浙派中医丛书》从 2020 年启动以来，得到了浙江省人民政府、浙江省卫生健康委员会、浙江省中医药管理局的大力支持，得到了浙江省内和国内对浙派中医有长期研究的文献整理研究人员的积极参与，涉及单位逾十家，作者上百位，大家有一个共同的心愿，就是要把"浙派中医"这张"金名片"擦得更亮，进一步提高浙江中医药大省在海内外的知名度和影响力。

2020 年至今，我们经历了新冠肺炎疫情，版本调研多次受阻，线下会议多次受影响，专家意见反复碰撞，尽管任务艰巨，但我们始终满怀信心，在反复沟通中摸索，在不断摸索中积累，继原著系列第一辑刊印出版后，原著系列第二辑、专题系列、品牌系列也陆续交稿，使《浙派中医丛书》三个系列均有代表著作问世。

还需要说明的是，本丛书专题系列由于各学术流派内容和特色有所不同，品牌系列亦存在类似情况，本着实事求是的原则，各书的体例不强求统一，酌情而定。

科学有险阻，苦战能过关。只要我们艰苦奋斗，协作攻关，《浙派中医丛书》的编撰工程，一定能胜利完成，殷切期望读者多提宝贵意见和建议，使我们将这项功在当代，利在千秋的大事做得更强更好。

《浙派中医丛书》编委会
2022 年 4 月

编写说明

温州，东晋时为永嘉郡，宋代下辖永嘉、乐清、瑞安、平阳四县，州治即在永嘉县治，所以习称温州为永嘉。

学派是指同一门类的某个学科中因不同的师承关系而形成的以某种独特的理论主张或独特的方法为基础的不同学术派别，就温州而言，以叶适为代表的主张事功学说的一批学者，史称"永嘉学派"；中医学派是指中医学的某个学科中因不同的师承而形成的以某种独特的理论主张或独特的方法、技艺为基础的不同学术派别。循例，我们称同时活跃于温州的一批医学家所形成的医学学派为"永嘉医派"。

南宋淳熙至淳祐，大约公元 1174—1244 年间，正相当于北方刘完素、张子和、张元素、李东垣学术活动进入高潮，河间、易水两大学派形成之时，南方的浙江温州地区也形成了以陈无择为龙头，以陈氏弟子王硕、孙志宁、施发、卢祖常、王暐为骨干，以《三因极一病证方论》为理论基石，以《易简方》为学术中心的"永嘉医派"。这一医学学派围绕编著、增修、校正、评述、批评《易简方》，开展热烈的学术研究和论争，这是最早的浙江医学学派，学术水平达到南宋时期江南医学的高峰，影响深远。虽因国家分裂，南北隔绝，学术上缺乏交流和联系，但"永嘉医派"的学术成就也足以与河间、易水鼎足而三，共同开创了宋金元时期医学学派争鸣、学术繁荣的局面，而在中国医学史占有一席之地。

"永嘉医派"与以叶适为代表的主张唯物、提倡功利、反对朱熹道学的"永嘉学派"，徐照、徐玑、翁卷、赵师秀标榜野逸清瘦诗风的"永嘉四灵"诗派及中国最早的戏剧——南戏，鼎足而三，共同开创了温州文化学术空前繁荣的新局面，形成了温州历史上的文化高潮，从而在温州地方文化史上占有重要的地位。这些活跃的学术派别和文化成果，在中国思想史、文学史及医学史上都有光辉的篇章。有鉴于此，笔者特编写《永嘉医派》一书，希冀为浙派中医增添色彩，促进中医学术的发展。

　　编撰体例大致如下：

　　第一章简略介绍永嘉医派形成的时代背景和学术渊源。

　　第二章考证、介绍永嘉医派代表人物陈无择、王硕、孙志宁、施发、卢祖常、王暐等人生平与著述。

　　第三章介绍永嘉医派主要医家陈无择、王硕、孙志宁、施发、卢祖常、王暐等人的学术思想和成就，是全书的重点、要点。

　　第四章介绍永嘉医派的诊疗特色，包括地方色彩、对当时流行的温燥用药的崇尚与对缺点的醒悟、对易简方法的思考、对瘟疫的认识，孙志宁善用毒剧药虽是个人的用药经验，由局部亦可见整体之一斑。

　　第五、六章写永嘉医派的学术传承及其对后世医学发展的影响。

　　第七章写永嘉医派的著作在国外的传播和回归。

　　第八章医论选释：节选永嘉医派各医家著述中的名论和独特见解，结合我们的学习体会和临床经验加以阐发，力求体现出继承中有发扬，整理中见提高。

　　第九章方剂选录：对各医家的经验方摘录其原文，以提供临床应用和借鉴。

第十章医案选按：永嘉医派各医家唯卢祖常有医案留存，选录若干，以按语形式进行分析，重点抓住其在理法方药运用上的独到之处，阐发辨证施治要点，辨异同，明常变，使人一目了然，从中得到启发。

刘时觉

2022 年 3 月

目 录

第一章 永嘉医派形成的时代背景和学术渊源

一、宋代医学学术背景与永嘉医派

秦汉之际"四大经典著作"的问世，形成了医学基本理论体系和临床辨证论治体系。此后，医学得到迅猛发展，其特点是在医疗实践方面积累了丰富的经验，标志则是大批方剂学专著的产生。《隋书·经籍志》载有医书3953卷，其中医方即3714卷，占94%；新旧《唐书·艺文志》的载述也相似。唐代《千金要方》《外台秘要》，宋代《太平圣惠方》《圣济总录》都收有上万方剂，是当时方书的集大成，历代实践经验的积累。与此相比，医学基本理论却没有取得显著的进展。《诸病源候论》是最早的中医病理学专著，它根据《黄帝内经》（简称《内经》）的基本理论阐发各种疾病的病因病机，从而把《内经》的理论和临床实践进一步结合起来了。但是，它缺乏创见，更没有形成新的理论。其结果方书泛滥，方多药众，反而使临床无所适从，治疗成为检验方剂疗效的手段。所以，如何对待迅猛发展的医学实践，如何对待汗牛充栋的方书，就成为当时医学界所遇到的重要问题。

随着实践的发展，医学界很自然地出现了两种趋向：一是对众多的方药进行筛选鉴别，确认疗效，使漫无边际的方书由博返约，《太平惠民和剂局方》（简称《和剂局方》）就代表了这种趋向。一是在丰富的实践经验的基础上进行总结提高，从中发现疾病发生发展的新规律，探索防病治病的新途径、新方法，使原有的中医基本理论更丰富，更深入，更提高一步以指导日益发展的实践。

永嘉医派的学术活动正是在这两个方向上进行的。陈无择《三因极一病证方论》（简称《三因方》）以因辨病，按因施治，努力在病因学上探索新规律，以使方药简约而有章可循，这种理论尝试有着强烈的创新意识和进取精神。吴澄所谓"近代医方唯陈无择最有根柢"，大约即是由此而发。王硕追求"易简"，载药收方各仅三十，外加成药十方，简略之至，则是《和剂局方》由博返约趋向的进一步发展而至极致，自然谈不上理论创新，甚至为求易求简，连辨证论治的基本精神也受到冲击，从而受到后人批评，产生新的矛盾冲突，引起永嘉医派诸成员间的学术争鸣。当然，相形之下，永嘉医派的学术总趋向是求易求简，由博返约占主流。可以讲，当时医学发展的大形势给永嘉医派的学术活动提供了条件和课题；也可以讲，这是永嘉医派在医学学术方面的时代背景。

二、宋代温州经济环境与永嘉医派

宋室南渡后，温州人口猛增，北宋崇宁（1102—1106）间，温州有户119640，有口262710；至南宋淳熙（1174—1189），温州户数增至170035，人口增至910657，七八十年间，人口增加数倍。温州当时实行定额地租的租佃制，由地主将田地租赁给农民耕种，收成时收取定额租谷，农民有了比前代较多的人身自由，一定程度上提高了农民的生产积极性。劳动力增多，积极性提高，使农田面积大幅度增加，水利设施改善，品种改善，技术进步，农业单产大幅度提高。当时"上田收米三石，次等二石"，最高者可达四五石米，这是很高的产量水平，即使至20世纪中前期仍不过如此。同时，蚕桑、果树、甘蔗、蔬菜等业都迅速发展起来，其中尤以柑橘最为有名，瓯柑早就是名品贡物，曾任温州知府的韩彦直曾有《橘录》一书，盛赞瓯柑之美，也总结了柑橘的栽培经验，是世界上最早的柑橘栽培专著。当时农村中也已经出现雇工现象，这是经济发达的一个重要标志。农业是整个古代世界的决定性的生产部门，是中国封建社会的经济基础。温州农业生产的发达，大大推动了手工业生产和整个社会经济的发展。

在农业发展的基础上，温州的官私手工业也得到高度发展。官营的造船业与明州（今宁波）同列全国首位，最高峰时，年造船六百艘，不但数量多，性能和质量也很先进，能造战舰和远洋船舶。民间私营造船业也很发达，"凡滨海之民所造舟船，乃自备财力，兴贩牟利而已"。温州漆器名倾一时，工艺精美绝伦，号称全国第一，除运销江苏、福建、河南等地外，还远销东南亚各国。宋代温州还是全国九个造纸业中心之一，所产蠲纸是东南名纸，质量上乘，足与徽州澄心堂宣纸媲美，首都临安有专卖店，并作为贡品上贡朝廷。制瓷业发达，产品品种繁多，有青瓷、白瓷、黑瓷，还有青褐花瓷、褐色彩绘瓷等，除饮食器皿外，有专供欣赏的瓶壶、文具、茶具等。近代发现并确认的宋代窑址有四五十处之多，多处于交通便利的江边海滨，内外贸易方便。温州瓷器除运销国内，还远销东南亚、印度，以至非洲等地。温州丝织业闻名东南，瓯绸与杭纺、湖绉、潞绸、东茧、广葛等齐名，"温克丝之名偏东南，言衣者必资焉。精好夺绮縠，他郡贵之"，流行全国各地。特别值得注意的是，当时丝织业已出现"机户"，这在宋代两浙是非常罕见的。温州知府杨简离任时，"去之日，老稚累累争扶拥遮道……有机户，尝遭徒，亦手织锦字大帷颂德政"。机户是宋代纺织业中小型作坊和机织家庭的专称，以家庭为单位，备有主要生产工具织机，采购原料，生产、出卖丝织产品，属独立手工业者。这说明丝织业的生产方式已居全国先进地位，已脱离农业而独立存在，农业、手工业的发达，雇工、独立手工业者的出现，促使城乡商品经济发展。温州州治——永嘉县城非常繁华，北宋时，知州杨蟠有诗描写这个东瓯名城："一片繁华海上头，从来唤作小杭州。"南宋时，商业更趋发达，人口急剧增多，街巷纵横，市肆林立，市区扩大，城市周围兴起四个"厢"：望京厢、城南厢、集云厢、广化厢，面积相当于旧城区。永嘉四灵之一的徐照曾描写县城人口："十万人家城里住，少闻人有对面山。"商业繁盛，商人众多，人称"其货纤靡，其人多贾"，北宋时的商税就高达二万五千多贯，是全国各县平均商税的七倍；南宋当然更多，虽无正式的直接资料，但从农村八镇中瑞安、永安、柳市、前仓四镇即有商税合计高达一万四千五百六十多贯来推测，这是一个非常巨大的数字。来温经商的不仅有本国各地商人，还有日本商人。海上运输和海外贸易发达，绍兴元年（1131）已正式设立市舶务，类似现代的海关，以管理对外贸易事宜。

经济是社会生活的基础，医药业发展、医学进步只能建立在社会经济发展的基础之上。医学属社会消费性的行业，无论是医学人才的培养，从业人员维持生活、更新知识、提高技艺的费用，还有药材的耗用，不能不受社会经济状况的制约。温州农、工、商业兴盛，城镇经济繁荣，社会分工深化，流动人口增多，都为医药业和医药学的发展进步创造了良好的环境条件。这一切成为永嘉医派产生、生长的适宜土壤。

三、宋代温州文化环境与永嘉医派

经济发展，商业繁荣，城乡进步，自然促进文化教育事业的发达。南宋前期，温州及各县除有府学、县学外，书院很多，永嘉县城有东山书院、经行学塾、浮沚书院、草堂学塾、城南书院、城西书院、稚新学塾、松台学塾等。读书士人有数万人之多，三年一次的科举考试，一场有考生八千余人。南宋短短一百多年间，温州有文科进士 1368 人，《宋史》立传的温州人也有三十余人。学术繁荣，人才济济，抗金名将韩世忠之子，曾任温州知府的韩彦直称道："温之学者……至国朝始盛，至于今日，尤号为文物极盛处。"南宋学者徐凤也称誉说："温州多士为东南最。"文化教育的发展造就了一支颇足可观的知识分子队伍，从中分化产生弃仕从医、亦仕亦医者，也就大有人在，为医学提供了人才来源。例如施发年轻时儒而兼医，"弱冠有志于此，常即此与举业并攻"；中年过后则专心医道，行医著书，"迨夫年将知命，谢绝场屋，尽屏科目之累，专心医道"，成为永嘉医派的重要人物。所以，这种发达的文化环境，成为产生永嘉学派、永嘉四灵、永嘉医派的基本环境条件和文化氛围。

永嘉学派是南宋时期的哲学派别，高举"事功"的旗帜，与以朱熹为代表的理学、以陆九渊为代表的心学鼎足而立，在中国思想史上占有重要地位。永嘉学派源远流长，早在北宋皇祐、嘉祐年间，就有王开祖、林石、丁昌期讲学于永嘉、瑞安，开永嘉学术之先河；元丰、元祐间，周行己、许景衡、刘安节、刘安上等九人，号称"永嘉九先生"，将新学、关学、洛学引入温州，开创温州学术的新阶段。南宋前期，薛季宣、陈傅良开创事功之学，阐明和发扬经世致用的思想，永嘉学派开始形成和发展。叶适是永嘉学派的集大成者，他重视学术史研究，对先秦以来各学派思想进行批判、评论，"自孔子之外，古今百家，随其深浅，咸有遗论，无得免者"。他深入研究事功之学，用功利来衡量义理，认为义理不可脱离功利，"既无功利，则道义者乃无用之虚语耳"。他把对事功知识的研究，同现实政治结合起来，认为"笃行而不合于大义，虽高无益也；立志不存于忧世，虽仁无益也"。他的事功学说直接为政治改革和抗金主张做了理论上的论证。永嘉学派的事功理论，是对朱熹理学、陆九渊心学空谈义理、不务实际的批判，"教人就事上理会"，提倡对事物做实地考察，认为只有接触实际，了解实际，提高思想水平和办事能力，才能达到挽救民族危机、巩固国家统治的目标。永嘉学派的学术主张在当时有积极的进步意义，也可以说直接促成永嘉医派的产生。囿于传统思想，知识分子务虚重道，视功名仕途为唯一目标和出路，医生社会地位低下，归于巫卜星相之流而为士大夫所不屑。工商业经济发展，市民阶层成长，都在一定程度上冲击了传统观念，而永嘉学派的事功学说更促使崇实务实的社会思潮形成。这种思想观念的变化使救死扶伤的医生职业备受人们敬重，也成为知识分子队伍分化和医生队伍扩充的思想条件。在这个基础上产生永嘉医派，也就成为水到渠成的事了。

第二章 永嘉医派代表人物及其著述

永嘉医派的代表人物和主要著作包括陈无择的《三因极一病证方论》，以及王硕的《易简方》、孙志宁的《增修易简方论》和《伤寒简要》、施发的《续易简方论》和《察病指南》、卢祖常的《易简方纠谬》、王暐的《续易简方脉论》等《易简方》系列著作。这是研究宋代温州医学和永嘉医派的史料。

一、陈无择与《三因极一病证方论》

陈言，字无择，号鹤溪，又号沐溪，宋青田人，大约绍兴、淳熙年间（1131—1189）在世，也有学者认为其约出生在北宋宣和初年（1119），卒于南宋绍熙初年（约1191）。陈氏长期侨居温州，从事医学理论研究和临床工作，也收徒授业，开展医学教育，是永嘉医派的创始人。他的名著《三因极一病证方论》为永嘉医派奠定了坚实的学术基础。

宋时青田山谷险远，荒僻之地，人烟稀少，经济落后，养育培植在医学史上占有一席之地的医学家，缺乏必要的环境条件。实际上，陈氏主要的医事活动并不在青田山区，而在号称"一片繁华海上头，从来唤作小杭州"的东瓯名城温州。

永嘉卢祖常是陈无择的朋友、学生，也是永嘉医派的重要成员，与陈无择过往甚密。他在所著《易简方纠谬》中描述了对陈氏的印象："先生轻财重人，笃志师古，穷理尽性，立论著方。其持脉也，有若卢扁饮上池水而洞察三因；其施救也，不假华佗剖腹刳肠而彻分四治。"

寥寥数语，即生动地描绘出一位医学家德高技精的鲜明形象。当然，陈、卢的交往也不会是一时半载的泛泛之交，可以推知陈氏长期客居温州。《三因方》论圣散子方说，"辛未年（宋高宗绍兴二十一年，1151），永嘉瘟疫，被害者不可胜数"。陈氏已经侨居温州，目睹其事，故将此作为圣散子之害的唯一事实证据收录于著作之中，留下了在温生活的痕迹。而淳熙甲午（1174）《三因方》成书之后，陈无择仍在温州行医济世，收徒授业，卢祖常指出，"乡之从先生游者七十余子，类不升堂入室，唯抄先生所著《三因》一论，便谓学足，无病不治而去"。由此可见至少从绍兴辛未（1151）永嘉瘟疫之时起，直至淳熙甲午（1174）《三因方》成书之后相当长的一段时间内，陈无择都生活在温州，行医济世，著书立说，广收门徒，因而被时人视为温州人。卢氏因之称为"吾乡良医"；明代永嘉姜准著《岐海琐谈集》，也视之为温州人，谓"永嘉陈言无择"。

近时发现了陈无择之子陈樏夫妇墓志，为证明陈无择长期生活于温州提供了明确的实物资料。《宋进士陈樏墓志》曰："有宋进士陈君樏，字伯英，处州青田陈氏之裔。父讳言，字无择，娶永嘉吴氏，遂为温之永嘉人。君生于绍兴辛未正月十三日，卒于庆元己未十一月初十日，年四十有九。娶姜氏，故邕州提举讳鹰扬之次女。子二人，长政父，蕃世，次坚老，尚幼。女二人。越明年十月丁酉，与所生母金氏俱葬于瑞安县崇泰乡南湾之原。"陈无择娶永嘉吴氏，"遂为温之永嘉人"，其子樏生于绍兴辛未，正是永嘉瘟疫之时，则陈无择移居温州当远早于此；樏之生母金氏当为陈无择侧室；瑞安县崇泰乡南湾，今属温州市瓯海区。《颍川郡陈氏宗谱》有《沐溪公传》，曰："公讳言，字无择，号沐溪，鄂公之仲子也。博学多艺，长于方脉，有不可救者，预告以期无爽，故一时医者咸宗之。所著《三因论》行世。公晚年复徙乐清，从祖居焉。"复徙乐清从祖居，虽未明言"初徙"永嘉，而其娶永嘉吴氏，子则居温州，死葬温州，则陈无择已离青田、居温州可信。

另有一说，南宋陈振孙《直斋书录解题》有谓，"《三因极一方》六卷，栝苍陈言无择撰"。曹禾《医学读书记》因之，亦称"宋栝苍陈言"。栝苍县，隋置，唐睿宗景云二年（711）析栝苍县置青田县，并更名丽水，故称栝苍即包含青田，盖古人好古之谓。《四库全书总目提要》指为"蒲田人"，当属笔误。

《三因极一病证方论》，简称《三因方》，成书于淳熙甲午。陈无择继承了《金匮要略》的三因说而做了进一步的发扬，认为"医事之要，无出三因"，"倘识三因，病无余蕴"，而辨识病因的主要依据是脉象。由此，建立起以病因、脉象为纲领的方剂学分类体系。全书十八卷，按照病因分类，列一百八十门，载方一千余首，辨证论治，条分缕析，详尽细致，内容丰富，后世称赞此书"文词典雅，理致简核"，确是的论。据《三因方序》所载，早在十四年前，绍兴辛巳（1161）陈无择即著有《依源指治》六卷，从书名也可看出这是有关依据疾病病因进行治疗的专书，是临床常用方剂的汇编。全书分八十一门，先是叙述阴阳、疾病、脉象、病证，其次是病因，还集注脉经，内容相当丰富。从书籍内容的比较及时间先后的发展过程看，《依源指治》应是《三因方》的初稿本或雏形。"君子不示人以璞"，治学严谨的陈无择在这个基础上继续深入研究，不断充实完善，最终著成《三因方》。

《三因方》全书共十八卷，首卷论脉，有脉经序、学诊例、总论脉式、三部分位、六经五脏所属、六经五脏本脉体及六经五脏、七表八里、九道诸病脉形体主症等十五篇；卷二首先总论，有太医习业、五科凡例、纪用备论、脏腑配天地论、三因论、外所因论，及中风、中寒、中暑、中湿的证治方药。卷二以下均为诸病证治方药：卷三论痹、历节、脚气；卷四据六经论伤风、伤寒及其变症，卷五论伤寒坏证及狐惑、谵语、虚烦，伤暑、伤湿、寒湿、风湿等；卷六论疫、疟；卷七论疝、厥、眩晕、痉、破伤风；卷八为内所因论，及五脏六腑虚实寒热、瘤冷积热、五积六聚、五劳六极、七气五噎等；卷九论痞、健忘、虚烦、痿、血证、癫狂；卷十论劳瘵、蛊、惊悸、自汗、消渴、黄疸及虫兽伤和缢、压、溺、魇、产乳五绝；卷十一论胀满、霍乱、呕吐、哕逆、泄泻；卷十二论滞下、便秘、脱肛、淋闭、九虫、咳嗽；卷十三论痰饮、喘、肺痿、肺痈、腰痛、虚损；卷十四论水肿、"气分"、阴癩、痈疽；卷十五论瘰疬、瘿瘤、附骨疽、肠痈、五痔、肠风、疮疡、癣等；卷十六论斑疮、丹毒、瘾疹、胡臭、头痛、眼、鼻、唇、口、齿、舌、咽喉、耳病；卷十七、十八论妇产科和小儿诸病。

《三因方》的现存主要版本，古代刻本有：南宋刻配补元麻沙复刻本、元刻本、《四库全书》本、清道光二十三年石门蔡载鼎录青莲花馆刊本及底稿本；近代刻本则有：1920—1927 年上海文瑞楼石印本、1934 年上海鸿章书局石印本、1957 年人民卫生出版社铅印本等；国外刻本则有：日本宽文二年（1662）刊本、日本元禄六年（1693）越后刊本、日本文化十一年（1814）石田治兵卫刊本。此外，还有清代手抄本多种。

所以，《处州府志》谓，陈无择作《三因方论》研究受病之源，"医家宗之，其徒王硕为《易简》，并《三论》行世"，这"三论"，可能是《三因论》之误，也可能是指续作《易简》的施发、卢祖常和王暐的著作。由此，《三因方论》也就成了永嘉医派的学术基础。

陈无择另著有《纂类本草》，署为"缙云先生"，成于乾道间，鹤溪道人为序，序谓"鹤溪俾犹子编括"。陈衍《宝庆本草折衷·诸贤著述年辰》曰：按《三因方》，鹤溪乃陈言无择之道号，即其所居地名也，属缙云郡，故题此书曰"缙云"焉。其书已佚。

二、王硕与《易简方》

王硕，字德肤，南宋永嘉人，陈无择的入室弟子，生平事迹不详。孙衣言据其《易简方序》的署名"承节郎新差监临安府富阳县酒税务王硕"，而知"硕以武臣初官充监当差遣"，并非科第出身，大约当过监收酒税之类的小官。另据卢祖常《易简方纠谬》言，"乡之从先生游者七十余子，类不升堂入室，唯抄先生所著《三因》一论，便谓学足，无病不治而去，宜其年不永而名无闻。硕虽尝一登先生门……"，则可知王硕从陈无择当在淳熙甲午（1174）前后。陈无择《三因方序》有"与友人汤致德、远庆、德夫，论及医事之要，无出三因"等话，这个"德夫"，未知是否即王硕（德肤），如果是的话，则说明王硕很受陈无择器重，常相与讨论医学，视为友人而非门人。出生于绍熙年间（1190—1194）的施发，自称"予与德肤蚤岁有半面之好"，则可推知王硕至少1210年前后仍在世。

《易简方》著作年代无明确记述，孙衣言据其自序称"大丞相葛公归休里第，命以常所验治方抄其大概，以备缓急"，"考《宋史》葛邲以绍熙三年为右丞相，次年即罢政，则知是书成于光宁之间"。此说有理，但失之于宽：南宋光宗、宁宗1190至1223年间在位，则成书时间的前后误差达三十年之多。考卢祖常《易简方纠谬》卷一"论姜附汤"条下有载，"自庆元丙辰至淳祐辛丑，凡有《易简》，摸其病，套其方，投其药，变坏暗杀几人"。淳祐辛丑是后人增修的年代，故《易简方》成书于宋宁宗庆元二年丙辰，即公元1196年。

现存《易简方》已非王硕原本，已经后人修订，据日本《经籍访古志·补遗》载：聿修堂藏有《校正注方真本易简方论》三卷，系日永正四年（1507）抄本的影印本，原本以元刊是春堂本为底本而以四明杨伯启纯德堂重刊本对校者，且将原书一卷按内容分为三卷。还存有天正八年（1580）的一卷抄本。"校正注方真本"，据其书题词曰，"此书乃亲传真本，复加校正"；"补阙漏者二十余段"；"论中多举局方等药而不载方，今并注其下"；"市肆圆子，不曾该载治疗修合之法，今并该载其法"；"略无差阙，信为大备"。且采用巾箱袖珍本，"板小字净，水陆之间，便于携带，尤为甚善"。内容、形式，都更加切合"易简"的要求，因而成为通行的流传本。此本先有元刊鄮山是德堂本，后有四明杨伯启据此翻刻的纯德堂本，而聿修堂所藏抄本的影印本，即是以此二本对校者。惜校注者湮没无闻，只能以无名氏称之，据孙诒让意见，"盖正文为德肤原本，而注则重刻者所增益，故专有'校正注方真本'之题，大抵皆书肆所为"；而"所谓杨伯启者，亦陈芸居、余仁仲之流亚欤"？亦即校注者应是"是德堂"书商。从《题词》特别欣赏"板小字净"，"便于携带"，强调本书质量，"与文肆所卖者大相辽绝"，一再指明"收书者自鉴别"，"收书君子幸鉴"来看，反映出校注者对印刷出版质量有着职业的喜爱和自信，孙氏的见解是很有道理的。

《易简方》全书不分卷，首页载《直斋书录解题》和《经籍访古志》的有关记载；次页为日本宽延元年望三英的《重刻易简方叙》；后为王硕自序；正文主要内容有三：一是"呚咀生药料三十品性治"，载人参、甘草、附子等三十味药物的性味、功效、主治；其次是"增损饮子药三十方纲目"，是全书的主要部分，载方三十，附方一百，分别介绍诸方组成、功效、主治；以及"市肆丸子药一十方纲目"，介绍成药一十种。书末是孙衣言《书王德肤〈易简方论〉后》和孙诒让《易简方叙》。另本分为三卷，据孙衣言的意见，"盖其书分三类，每类各有标目而系方论于后，《志》遂析为三卷，实则硕书本无卷数也。"

现存《易简方》的版本主要是日本宽延元年重刻宋四明杨氏本、文化十四年刊本及清光绪二十四年戊戌孙诒让据日本望三英复元代杨氏纯德堂重刊本，还有 1995 年中国中医研究院影印的清光绪二十四年戊戌孙诒让本。笔者 2000 年著《永嘉医派研究》一书，下编列载《易简方》系列著作若干种，中医古籍出版社排印出版，其中《易简方》即据光绪戊戌孙诒让刻本为底本校正，并载录《直斋书录解题》《经籍访古志》相关记述。

三、孙志宁与《增修易简方论》《伤寒简要》

孙志宁，《中国医籍考》误为孙志，南宋永嘉人，据卢氏《易简方纠缪》的有关记载，他是陈无择的学生，在温州行医颇著声誉。前引"自庆元丙辰至淳祐辛丑"句下，卢氏并言，"兹志宁不与增修，复从其误，使人重信，则必自淳祐辛丑，传十辛丑，寝寝不已，又复杀人无已时矣。"可知《增修易简方论》成书于淳祐辛丑（1241），亦即《易简方》成书后之 45 年，正属"其书盛行于世"之时。孙氏更仿《易简》之意和李子建《伤寒十劝》，作《伤寒简要》以为羽翼，一时二书并行于世，为医学界所推重。

《增修易简方论》又名《增品易简方》或《增损易简方》，也有称

《孙氏易简方》者，国内所有的目录学著作均无著录，《经籍访古志》也不著录，而《中国医籍考》注明已佚，大约确已失佚。笔者以为，今本《易简方》保留了孙氏增修的基本内容，这可以在卢祖常的《易简方纠谬》中找到充足的依据。卢氏《纠谬》对王硕、孙志宁的批评有三种形式，一是直指王硕，一是直指孙氏，还有则是孙王并举，据此可了解现存《易简方》中的孙氏手笔。如"附子汤"条下，卢氏批评王硕以"兼治疲极筋力，气虚倦怠，遍体酸疼"为误，进而又说，"志宁不与删修，却于方后续云：大率风湿为患，遽用麻黄发表之药，汗出既多，则腠理空虚，便有偏废之疾"云云。可见前句为王硕原话而后句为孙氏增修，但今本《易简方》并无区别，都作大字正文。又若"理中汤"条，卢氏批评说，"硕与志宁叙方首言太甜，甘草减半，次言若料作治中汤，则不必用青皮……"云云，则孙王并举，似是王硕之言而得孙氏首肯者。最为突出的是"真武汤"条，卢氏批评王硕的四条错误之后，笔锋一转，又批评孙氏懵然不晓，不仅不与删修，反而"滥云今人每见寒热，多用地黄、当归、鹿茸辈补益精血，殊不知药味多甘，却成恋膈"，并引出长达千字的批评文字来，字字句句，指名道姓直接针对孙志宁。由此可知《易简方》真武汤条的主治、组成、服法、加减等内容属王硕原著，而后文一大段说明都出自志宁手笔。据此，并结合王硕著书大旨，似可推测《易简方》中说明、注释、评论性质的文字，当出孙志宁手笔。当然，不见于今本《易简方》的内容更属多数，如孙氏自言"余以《易简方》中诸症粗备，而于痛疽一症缺焉，故特立五香汤"的五香连翘汤，如卢祖常批驳的孙氏关于五苓散、猪苓汤的许多说法，就不见于《易简方》。但是，无论如何，今本《易简方》仍是研究孙氏《增修易简方》的重要资料。另外，在某些医学类书中也还留下孙志宁增修的一鳞半爪。笔者从《医方类聚》《杂病广要》等书中，辑得一些零星条文，也可以称得上是遗珠碎玉了。如其以五苓散加白茅根、香附、枳壳，同炒为末，以治"脏毒便血"；治头痛目睛疼用生乌头等药研细末搐鼻。这些内容都不见于今本《易简方》。

为求保留乡先辈遗产，笔者从《易简方纠谬》《医方类聚》《杂病广要》三书中辑得《增修易简方》条文，裒集成书，刊载于《永嘉医派研究》。虽十不及二三，结合《伤寒简要》，也足以看出孙氏学术思想的轮廓来。

《伤寒简要》尚存，但无独立成书，《医方类聚》有全文辑录，且与卢祖常的《辩孙氏伤寒简要七说》《五说》二文兼收并蓄，既可看到孙氏《简要》的基本内容，也可读到卢氏的批驳意见。日本文政十年张惟直重刊施发《续易简方论》时，也收作附录，题《孙氏增修易简方伤寒简要十说》，且注云：“《医方类聚》载孙说，较卢所引颇为精详，故附于此，以备参考。”《伤寒简要》的内容主要分为“十说”，分别分析伤寒的常见主症，立法处方，区别臧否，简洁扼要，确不违简要之名，切合临床，简明实用。

辑佚本《增修易简方论》和《伤寒简要》均收载于 2000 年中医古籍出版社排印出版的《永嘉医派研究》之下编。

四、施发《察病指南》《续易简方论》与卢祖常《易简方纠谬》

施发，字政卿，号桂堂，南宋温州医家，著有《察病指南》《本草辨异》和《续易简方论》。据淳祐元年（1241）《察病指南自序》言，“余自弱冠有志于此，常即此与举业并攻；迨夫年将知命，谢绝场屋，尽屏科目之累，专心医道”，可知他生于光宗绍熙年间（1190—1194），正是王硕著成《易简方》之时；年轻时儒而兼医，中年过后则专心医道，行医著书。另据《续易简方论·题词》说，“予与德肤蚤岁有半面之好”，则知其与王硕也有交往，若据此推测施亦出自陈无择门下，也不是完全没有可能。施氏精于脉学，讲究辨证，出于对《易简方》“于虚实冷热之证无所区别，谓之为简，无乃太简乎”的看法，而于淳祐癸卯（1243）著成《续易简方论》。

《察病指南》是脉学专书，淳祐元年成书，系取“《灵枢》《素问》《太素》《甲乙》《难经》及诸家方书脉书，参考互观，求其言之明白易晓，余尝用之而验者，分门纂类，裒为一集”。全书分三卷，卷上总论脉法；卷中辨明二十四种脉象的形象和主病；卷下则叙述伤寒、温病、热病等二十一类病证的生死脉法，及妇人病脉、胎脉和小儿诸病的脉法等，是脉学理论和实践应用的启蒙书。值得一提的是，施发书中并作"诸脉图影"，开始把脉的波形描绘于纸上，这是世界上最早描绘的脉搏形象示意图。国内现存《察病指南》主要是日本版本，有日本宽永二十一年甲申（1644）刻本、日本正保三年丙戌（1646）中野小左卫门刻本、日本庆安二年己丑（1649）刻本，还有其他的日本刻本和活字本，收于《三三医书》者所据为裘吉生所藏抄本。

淳祐丙午（1246）正月，赵崇贺《察病指南序》曰："施桂堂察病证有书曰《指南》，考《本草》有书曰《辨异》，而《续易简》又有方有论。桂堂之心，使人人知有此书此方论也。不特自能医人，且欲人莫不能医人。"则知施氏尚著有《本草辨异》，惜今已佚。

卢檀，字祖常，号砥镜老人，著有《拟进南阳活人参同余议》《拟进太平惠民和剂类例》和《易简方纠谬》，前二书已佚。据《易简方纠谬》载，"愚少婴异疾，因有所遇，癖于论医，吾乡良医陈无择先生每一会面，必相加重议。以两仪之间，四序之内，气运变迁，客主更胜，兴患多端，探颐莫至"。则知其与陈无择颇多交往，二人义属师生，情同朋友。从书中议论及众多医案看，卢氏学有根柢，对经典著作和陈无择的学术观点，颇多研究，也富有实践经验，在当时有一定医名。与卢祖常同时还有词人卢祖高，二人姓同名近，有无宗族血缘关系尚不得而知。其书引用和批驳孙志宁《增修易简方论》的内容在在皆是，并指出《增修易简方论》的著作年代，故可断定《易简方纠谬》成书于淳祐辛丑之后，即公元1241年后。这时距淳熙甲午陈无择《三因方》成书已近70年，那么卢氏也就年近期颐，可落笔行文纠剔毒骂，气盛火旺，全无老年人心平气和之态，则又是一存疑之处。

《续易简方论》和《易简方纠谬》国内已佚，各种目录学著作均不著录，唯见诸日本《经籍访古志》。日本"东都侍医尚药启俊院法印"张惟直于文政十年（1827）刊行二书，以《续易简方论》为题，而以卢氏书作为"后集"附录于后，这是国内目前所能看到的唯一刊本。但在

《永乐大典》还留存有部分内容，如卷3614"寒"韵下，有卢祖常批评孙志宁《简要》有关翕翕发热、蒸蒸发热的话，也有卢祖常、施发论姜附汤、五苓散、真武汤等内容；卷313880"痹"韵下，则有论附子汤的内容。还需注意的是，《永乐大典》引用时署为"施卢续易简方"，且二人所著也混杂在一起，似乎说明早在明初就有二书合刊的本子。这样的话，与张惟直真是"心有灵犀一点通"，纵远隔重洋，相距数百年，互不知会而所见略同，倒是一件趣事。

现南京图书馆藏有日本文政十年刻本松屏舍藏板的《续易简方论》，全书十二卷，包括施发《续易简方论》六卷，卢祖常《续易简方论后集》五卷，附录一卷。施书包括雨岩老人序、施发自序、目录、施氏题词，正文一一评述王氏三十方及成药一十方；卢书一、二卷评述王氏三十方之二十一方，卷三载李子建《伤寒十劝》和批评孙志宁《伤寒简要》的"七说""五说"二文，评论孙氏五香连翘汤、青木香丸二文，卷四是药方，分风、寒、暑等门类及妇、儿、外三科，介绍卢氏自己的医疗经验，卷五则为《嗜丹破迷说》和《三建汤指迷》；后为卢氏《后序》；附录为《孙氏增修易简方伤寒简要十说》；最后是张惟直《合刻施卢续易简方论跋》。

此外，《续易简方论》还有中国中医科学院图书馆珍藏的日本皮纸抄本；1995年中国中医研究院据此影印，与《易简方》同匣刊行，而《易简方纠谬》仅有南京图书馆所藏的附于施发《续易简方论》，改题《续易简方论后集》的日本文政十年松屏舍藏版的孤本一种，当然是非常珍贵的。

五、王暐与《续易简方脉论》

王暐，字养中，南宋永嘉人，著《续易简方脉论》一卷。《经籍访古志》录有宝素堂藏影宋本；其按语谓，"是书从未闻其名，近日小岛春沂从京师一医得之，目录、跋并有缺页。跋称'淳祐甲辰赵希逦'，又有'与芮从叔父傍观其编写之嘉叹'二行。所载系四诊论说及证治方剂，而标以脉论，未审何解？”由此可知是书的著作年代为淳祐甲辰即1244年，主要内容是介绍和讨论望、问、闻、切四诊，以及辨证方药等。但一直未能见到原书。

《杂病广要》明言引用《续易简方脉论》有 4 条，即卷二《外因类·中暑》六味香薷汤，卷八《内因类·痰涎》《脏腑类》中，卷二十四的《呕吐》、卷二十九的《咳嗽》等，有论 3 条。内容不多，是仅见的遗珠碎玉，也弥属珍贵了。

自宋以来，国内诸多目录学著作均不记载《续易简方脉论》，也从无传本；不仅涩全善称“是书从未闻其名”，丹波元胤《中国医籍考》亦不载，可知即使在日本也绝少流传，无人知晓。孙衣言、孙诒让父子极力搜求而不得，笔者亦四出探求而无缘一见，也不知现在日本有无收藏。1997 年底，得知日本茨城大学真柳诚先生正与中国中医研究院郑金生先生、黑龙江中医学院王铁策先生共同进行“日本现存中国散佚古医籍”的搜集、复制、研究和引回工作，大喜过望。遂致函日本求教，承蒙真柳教授指教，得知《续易简方脉论》现在还存世两部抄本：小岛春沂在京都得到的影宋抄本，后来由杨守敬购入，现存台北“故宫博物院”图书馆；另外，日本国立公文书馆内阁文库也有多纪元坚手跋的影宋抄本。因书存台北，不属中国散佚古医籍之列，真柳教授未能直接援手，但由此得知书的下落，已属意外之喜，马上致书台北“故宫博物院”图书馆。1998 年 4 月底得到复函，可以提供缩微胶片，只是要通过台岛友人申请。眼看《续易简方脉论》回归有日，能遂多年心愿，确是喜出望外。

1998 年 8 月间，中国中医研究院郑金生先生寄赠《脉论》复印件一卷，得书之日，惊喜不已，开卷研读，其快何如！其书系摄影复制，故各叶后半与后叶前半共成一叶，计 38 叶，除前后各半叶外，实得 37 叶。每半叶高 11.6 厘米，宽 8.6 厘米，8 行，行各 18 字，共约 10650 字。其长宽比例与《经籍访古志》的“每半板高七寸二分，横五寸五分，八行，行十八字”相符。前题“续易简方脉论”，“东嘉王暐养中撰”，题署下钤一方“图书局文库”篆书阳文印章，无序，无目录；后无跋，且末篇句意未尽而终，明显有缺叶。对照《经籍访古志》的说法，"目录、跋并有缺页"，并非只是缺页，而是整个缺如，当然就更谈不上跋语所称的著作时间等话了。细究其内容，首言四诊之要义，继而分"望色曰神""闻声曰圣""问病曰工""切脉曰巧"以各论四诊，且绘图以明十二时十二经脉之气血运行，全身的三部九候要义，男女左右手切脉部位图等，也与"所载系四诊论说"的说法相符。后为"证治方剂"，包括"论治法""论针刺""引针补泻法""君臣佐使""汗补吐下"等针药治疗理论，合计13叶半，占全书总篇幅的三分之一强。其余三分之二为诸证治法方剂，包括劳瘵痼疾、中风寒暑湿、脚气、疟、咳嗽、泻痢、七气、呕吐、水蛊胀满、消渴、五脏补泻方十首，最后是"论胎前产后""妇人女子杂病"，基本上是一论一方。但"妇人女子杂病"未完，有缺文。

1998年4月，经过一番周折之后，终于从台北"故宫博物院"图书馆得到了《续易简方脉论》的缩微胶片，细细对照之后，可以断定，这与郑先生所赠属两个不同版本，正合真柳教授所言："小岛春沂在京都得到的影宋抄本，后来由杨守敬购入，现存台北'故宫博物院'图书馆"；而郑先生所赠大约为现存"日本国立公文书馆内阁文库"的"多纪元坚手跋的影宋抄本"。这从二者的版式、字体的相近，但是个别字体又有些微差异，可以判断其相互间的影印关系；并且可以推测，丹波元坚编纂《杂病广要》时所用的版本也与此同，这有一个细节可以为据：尽管《广要》只引用了四条资料，其卷二"六味香薷汤"条下，有"尊年人胃气不和，因中暑吐利旋晕，本方加草果、生附各□两，两倍生姜煎"的加减法，其中所加药物分两缺如；对照缩微胶片，则在此刚好有一虫蛀孔，似乎说明这个版本正是丹波元坚所用的。缩微胶片显示，这个版本正好有所缺失的目录和跋，目录不全，缺少前半部分，值得注意的是，后半有正文所缺的"治妇人女子杂病"方剂寄奴汤，还有"论小儿风搐"及其方剂白附子散，最后则是"炮炙煎制"。这证明，原书疾病证治和整个体系是很完整周密的。跋文则正是《经籍访古志》所言的二句话"淳祐甲辰中秋日顺斋赵希逦跋"和"与芮从叔父傍观其编写之嘉叹",同时还有"中庵""顺斋"二枚篆书阳文印章。

《永嘉医派研究》未能收载《续易简方脉论》原书,只是载录其中心内容,虽不完整,但已是中国大陆地区唯一的流传版本,亦颇为珍贵。

第三章　永嘉医派主要学术思想和成就

　　永嘉医派最具特色的医学思想，应该是追求简约、切合实用。他们追求将高深繁复的医学理论削繁以达知要之目的。《三因极一病证方论·太医习业》明确指出，唐宋方书之盛，"动辄千百卷""岂特汗牛充栋而已哉？"然"博则博矣，倘未能反约，则何以适从？予今所述，乃收拾诸经筋髓，其亦反约之道也"。追求简约是手段，目的在于"切合实用"，陈无择"何以适从"之问，王硕"自古方论已不可胜纪"之叹，无不在于达成"切合实用"。永嘉医派之所以盛于一时，根本原因在于其追求简约、切合实用这一医学思想切合当时思想界、医学界的思想主流。

　　永嘉医派这种追求简约，切合实用的医学思想，与永嘉学派的最大特点——强调功利，注重事功，反对空谈理性的主张是完全吻合的，比照永嘉学派的学术主张与永嘉医派的医学思想，足见永嘉学派对于永嘉医派的深刻影响。"永嘉医派"以《三因方》为理论基石，围绕编著、增修、校正、评述、批评《易简方》，开展热烈的学术研究和论争，成为其学术思想的主干。元人吴澄序徐若虚《易简归一》时，对此做了简要的归纳介绍，至今仍有其参考意义。吴澄序言曰："近代医方惟陈无择议论最有根柢，而其药多不验；严子礼剟取其论而附以平日所用经验之药，则既兼美矣。王德肤学于无择，《易简》三十方，盖特为穷乡僻原医药不便之地一时救急而设，非可通于久远而语于能医者流也。是以不免于容易苟简，其有以来施卢之攻也宜。且加疟痢之证，病源不一，治法自殊。世有执'无痰不成疟，无积不成痢'之说而概用一药者，或验于甲而不验于乙，人但咎其药之不灵，而孰知由其辨之不明哉？数见病疟者对证依施氏用药；又数见病者，对证依严氏用药；证各不同，无不应手愈。信夫，对证之明而处方之当者，其效如此！德肤局以四兽、断下二药，岂不可笑也耶？德肤以来，增补其书者凡三：曰孙、曰施、曰卢。豫章徐若虚昔以进士贡儒而工于医，又取四易简而五之，名曰易简归一。其论益微密，其方益该备。施、卢且当避席，而况王若孙乎？虽然，微密非易也，该备非简也。非易非简，而犹曰易简，盖不忘其初。吾取其有功于愈疾，有德于人而已。于书之难易繁简也，夫何计！"除了讲陈无择"其药多不验"还值得商榷外，对永嘉医派诸医家的评论还算得上公允，可以为我们研究学派的学术思想提供一条线索。

一、陈无择以"三因"为诊病、识脉、类方之枢要

陈无择的名著《三因极一病证方论》的学术思想要点在于主张三因，认识枢要，由此删削繁芜，由博返约。其书自序曰：论及医事之要，无出三因，倘识三因，病无余蕴。在"寻其类例，别其三因"理论创新的基础上，削繁芜，知枢要，由博返约，《五科凡例》曰："以此三条，病源都尽，不亦反约乎？"

（一）创立三因说

陈无择三因学说源自《内经》和《金匮要略》，又有发展和创新。《内经》"生于阳者，得之风雨寒暑；生于阴者，得之饮食居处，阴阳喜怒"，生于阴、阳意指部位的内外，已有内因、外因的划分，但没有不内外因的说法，而把饮食、居处、房室等属不内外因者，也归于"生于阴"的内因范畴。及《金匮要略》的"千般疢难，不越三条"："一者，经络受邪，入脏腑，为内所因也；二者，四肢九窍，血脉相传，壅塞不通，为外皮肤所中也；三者，房室、金刃、虫兽所伤"，则以外邪内侵脏腑为内因，以邪气停留皮肤经络浅表部位而不深入脏腑为外因，其实同属外因而只有外袭内侵之异，并无七情内因。

陈无择综合了《内经》《金匮要略》的病因分类法，以六淫病邪从

外来侵者为外因，以七情太过，内脏郁发者为内因，而不由外邪或情志变化而病者，为不内外因。他说："六淫，天之常气，冒之则先自经络流入，内合于脏腑，为外所因；七情，人之常性，动之则先自脏腑郁发，外形于肢体，为内所因；其如饮食饥饱，叫呼伤气，尽神度量，疲极筋力，阴阳违逆，乃至虎狼毒虫，金疮踒折、疰忤附着、畏压溺等，有背常理，为不内外因。"这种三因分类法，是把致病条件和致病途径相结合的分类方法，把疾病分为"外感六淫"与"内伤七情"是继承了《内经》的病因论，又对张仲景的内外因说做了补正，引申了仲景的不内外因观点。陈无择病因理论的特点在于，把纷纭复杂的千千万万疾病，根据不同的发病原因加以归纳分类；然后辨证求因，审因论治，通过分析疾病临床症状，探知发病原因，归纳证候类型，推测病理机制，并以此作为论治的依据。所以，陈无择随之即言："如欲救疗，就中寻其类例，别其三因，或内外兼并，淫情交错，推其深浅，断以所因为病源，然后配合诸证，随因施治，药石针艾，无施不可。"这就使其三因论立足于辨证论治的现实基础之上，成为辨证论治的主要方法论。

《三因方》列三因论、内所因论、外所因论等专篇讨论三因为病，诸病以三因为纲，分别类例，而某些疾病病因复杂，须做进一步的具体分类剖析，如"失血"一证，就分"外因衄血""内因血衄""不内外因衄血"；"心痛"分"外所因心痛""内所因心痛""不内外因心痛"与"三因心痛"；"咳嗽""腰痛"亦有外、内、不内外因的咳嗽和腰痛，等等。三因类病，病各出方，则方亦随病类列于三因之纲，临床治病的方药由此而简约而有章可循。

我们还应当注意到，陈氏的三因分类只是手段，其主要目的在于走出一条方剂学由博返约的路径。《三因方》自序指出，"俗书无经，性理乖误""不削繁芜，罔知枢要"，因而削繁知要是其著书的目的所在；其卷二《太医习业》更明确地指出，方书之盛，动辄千百卷，若《太平圣惠方》等，"岂特汗牛充栋而已哉"？"博则博矣，倘未能反约，则何以适从？予今所述，乃收拾诸经筋髓，其亦反约之道也"，这才是"大医习业"的路径。

陈氏此说有其时代背景，唐宋医学积累了丰富的实践经验，出现大批大部头方书，如《太平圣惠方》《圣济总录》都收方逾万，卷帙庞大。但方多药众，浩如烟海，反使临床无所适用，仍需通过实践重新检验，以致治疗成为检验疗效的手段。因此，对众多的方药进行筛选鉴别，确认疗效，使漫无边际的方书由博返约，以求规范化、实用化、普及化，则成为医学发展的必然趋势。当时的官修方书《和剂局方》就代表了这种由博返约的趋向，陈无择的《三因方》主张以因辨病，按因施治，从脉象、病源、病候入手，使方药简约而有章可循，也是医学发展之一途。这一由博返约的方剂研究方向，后来成为永嘉医派学术研究和争鸣的中心议题。

宋代之后的医学界，都非常注重《三因方》的病因学意义，遵从并采用了陈无择的三因论，认为陈氏将复杂的疾病按病源分为外因六淫、内因七情及不内外因三大类，具体而全面，符合临床实践；而且每类有论有方，既有理论阐述推衍，又有方剂加减运用，具有实用意义和价值。《四库全书总目提要》的看法是很有权威性的："是书分别三因，归于一治，其说出《金匮要略》。三因者，一曰内因，为七情，发自脏腑，形于肢体；一曰外因，为六淫，起于经络，舍于脏腑；一曰不内外因，为饮食饥饱，叫呼伤气，以及虎狼毒虫金疮压溺之类。每类有论有方，文词典雅而理致简核，非他家俚鄙冗杂之比。"评论应当是客观中肯的，要义也还是抓得住的。

所以，《处州府志》谓，陈无择作《三因方论》研究受病之源，"医家宗之，其徒王硕为《易简》，并《三论》行世"，这"三论"，可能是《三因论》之误，也可能是指续作《易简》的施发、卢祖常和王暐的著作。

（二）注重七情内因

陈无择的三因说把致病条件和致病途径相结合，"外感六淫"与"内伤七情"是其中心环节。对七情致病的强调与重视也就成为《三因方》系统深入的研究内容。陈无择明确提出"七情"概念，《三因论》

云："七情者，喜怒忧思悲恐惊是"，做了明确规范。七情是"内所因"，《内所因论》指出："然内所因惟属七情交错，爱恶相胜而为病，能推而明之，此约而不滥，学者宜留神焉。"进而，将七情致病的病机关键归纳为脏腑所伤、气机失调，《三因方》之《七气叙论》进行了详细讨论，云："夫五脏六腑，阴阳升降，非气不生，神静则宁，情动则乱，故有喜怒忧思悲恐惊七者不同，各随其本脏所生所伤而为病"，即七情伤五脏，七情伤气机。"虽七诊自殊，无逾于气"，《内经》虽有"百病生于气"之说，但"古论有寒热忧恚而无思悲恐惊，似不伦类，于理未然"。对其病机的认识既得要领，又更趋于深刻；而在实践中更注重调理情志："七情者，喜怒忧思悲恐惊是。若将护得宜，怡然安泰；役冒非理，百疴生焉。"陈氏在《七气证治》中，以七气二汤，治七情虚实二证，重视气机调理，主张药物与情志调理并举。以七气汤"治脏腑神气不守正位，为喜怒忧思悲恐惊忤郁不行，遂聚涎饮，结积坚牢，有如痞块，心腹绞痛，不能饮食，时发时止，发则欲死"，病机特点为气虚，或由长期郁积，脏腑虚损，或惊恐气机散乱，故用人参、炙甘草以益气，佐以半夏、桂心行气。又以大七气汤治七情为病之实证，"喜怒不节，忧思兼并，多生悲恐，或时振惊，致脏气不平，憎寒发热，心腹胀满，傍冲两胁，上塞咽喉，有如炙脔，吐咽不下，皆七气所生"。此方实即仲景半夏厚朴汤而扩充其用。

王硕《易简方》名大七气汤为四七汤，治喜怒悲忧恐惊之气结成痰涎，状如破絮，或如梅核在咽喉之间，咯不出，咽不下，此七气所为也。或中脘痞满，气不舒快，或痰涎壅盛，上气喘急，或因痰饮中节，呕逆恶心，并宜服之。特别强调其在妇科的运用，以为"妇人情性执着，不能宽解，多被七气所伤，遂致气填胸臆，或如梅核上塞咽喉，甚者满闷欲绝，产妇尤多此证，宜服此剂，间以香附子药久服取效，切不可谓紫苏耗气，且谓新产血气俱虚，不肯多服。用之效验，不可具述。"并治妇人恶阻，以及因思虑过度，阴阳不分，清浊相干，小便白浊等。

卢祖常论七气汤曰：此汤之巧，盖以半夏之性，可为君子，可为小人，各随其所流而为之。令半夏辅人参、甘草而人参为君，甘草国老，故能使其和五脏，调七情，顺诸气。诸气既顺，不滞为痰，病可去矣。然而诸气成疾，有若同门失欢，唯和而已，然后无藏怒宿怨。愚每每用以调七情，如鼓应桴。并举验案以证：郡侯平斋一后院患气奔息急甚危，愚诊曰：此小病耳。坐有懿亲刘府判曰：气出如许，七日不食，胡为小病？愚曰：气奔脉搏，他无一毫外证，此名奔气，有奔气汤可对治之。止以七气汤加吴茱萸料二大剂，每服五钱，与服，半夜气平如故。

王暐承陈无择余绪，也持七情致病说，他说："脏腑者，气之主也，脏气为阴，腑气为阳，阴阳升降，百脉调和，一气不和，百病俱作。是病生于气也。气分七情，喜怒忧悲思恐惊：喜则气散，怒则气激，忧则气聚，思则气结，悲则气急，恐则气却，惊则气乱。此一性不宁，七情变乱，厥于外者，满脉去形，郁于内者，积聚为饮。饮留胸中，无所不至，或为眩晕搐搦，痰潮不省；或为胸痞气短，心腹作痛。证候多端，无非一气。善养生者，以恬愉为务，以自得为心，精神内守，病安从来？"对七情致病的机理阐述颇详，并创立快气饮方以治：快气饮治七情内伤，阴阳痞塞，停饮怔忡，积聚腹痛。枳实、桂心、半夏、沉香、香附子、乌药、人参、橘红各等分，右件㕮咀，每服五钱，水一盏半，生姜五片，乌梅一个，煎至八分，温服。

陈无择对七情致病在理、法、方、药诸环节的系统阐发，永嘉医派诸后学医家对七气二汤运用心得，使七情学说更趋完善与成熟，也使陈无择的病因学说更趋完善与成熟。

（三）四脉为纲说

陈无择的"三因"病因说，已是众所周知，但很少有人知道他的"浮沉迟数"四脉为纲说，也很少有人知道他提倡以"名、体、性、用"四字"读脉经，看病源，推方证，节本草"的主张。四脉为纲说对江西崔嘉彦西原脉派的形成所产生的直接影响，元天历三年张道中跋所著《玄白子脉象纪纲图》曰："浮沉迟数四脉，各统三脉，并为十六脉。其四脉为纲，十二脉为纪，以总万病。但识四脉，则十二脉之象可得而推。越人《难经》于六难专言浮沉，九难专言迟数，既以四脉为重，近世陈无择诸人皆言浮沉迟数可统，而我祖师崔君实以是说授之复真刘先生而传之宗阳炼师，既得正传，不敢自秘，于是采其遗意，略加校正，图以别之，名曰《脉象纪纲图》，将俾览者一见而知矣。夫脉之真象苟能深思默契，一旦豁然贯通，将必荃蹄意象，于图焉何有？"

四脉为纲说又与三因病因说有机地相结合，构成为陈无择完整的医学思想。《三因方》将脉象分为七表、八里、九道三类，以浮、芤、滑、实、弦、紧、洪为七表病脉，微、沉、缓、涩、迟、伏、濡、弱为八里病脉，细、数、动、虚、促、散、革、代、结为九道病脉，以七表病脉叙外感病，八里病脉叙内伤病，九道病脉叙不内外病，同时指出二十四种脉象所主病证以及与之相应的二合脉、三合脉的主病。《三因方·五科凡例》则指出："凡学脉，须先识七表八里九道名体证状，了然分别。然后以关前一分应动相类，分别内外及不内外。"二十四脉与人迎气口脉象部位相结合，进一步区分病情之属内外。陈氏认为："凡诊，须识人迎，气口，以辨内外因"；"三部诊之，左关前一分为人迎，以候六淫，为外所因；右关前一分为气口，以候七情，为内所因"；"其不应人迎、气口，皆不内外因"。此种分类方法将相关脉象与病因结合起来，既丰富了脉学理论，又为学者提供了脉学纲纪。

陈无择在脉学上另一贡献是，揭穿了高阳生伪作《脉诀》，澄清了一个重要的问题。《三因方》卷一《脉经序》曰："六朝有高阳生者，剽窃作歌诀，刘元宾从而解之，遂使雪曲应稀，巴歌和众。经文溺于覆瓮，正道翳于诐辞，良可叹息。"这并成为陈无择"分人迎、气口以辨内外因，列表里九道以叙感伤病"的脉学理论的重要原因。陈无择之后，《脉诀》乃高阳生托名叔和者，已为世人共识。

（四）分项述药

当人们称赞李时珍《本草纲目》述药分为八项时，罕有人知"分项述药"正是陈无择所倡，并在《纂类本草》中直接运用此法。南宋陈衍于《宝庆本草折衷·诸贤著述年辰》曰：《纂类本草》，乾道中有缙云先生，不著姓氏，取《本草》药物削冗举要，混合经注，各条以名、体、性、用四字而类之；依嘉祐之本编排部品，中间以一种药析为二条、为三条者多矣；外各立条例，以记名字之节重、德味之单复及炮炙反恶、升合分两诸说，冠之卷首。此书约而易守，炳而易见，真得论述之法。鹤溪道人为序，序谓"鹤溪俾犹子编括"。按《三因方》，鹤溪乃陈无择之道号，即其所居地名也，属缙云郡，故题此书曰"缙云"焉。由于《纂类本草》原书已佚，我们无从深入探索陈氏这方面的学术成就，但是，就此寻绎陈氏追求简约、切合实用的医学思想，还能指示一二。

二、王硕阐发易简之学达于极致

王硕著有《易简方》，代表了南宋医学的一种风气和潮流，既有不少人赞誉和欢迎，也有很多人反对和批评，从而成为永嘉医派的中心人物。

王氏就学于陈无择，自然深受陈氏学术思想的影响，后人曾有评论，施发说"王德肤作《易简方》，大概多选于《三因》，而附以他方增损之"。笔者查对原书，除选自《和剂局方》的十种成药外，三十方中，取自《三因方》者即有二十方之多，评论固然不谬，自可见师徒授受的迹象，也可体会到陈无择对后人、对温州医学影响之深。就连后来孙志宁增修《易简方》时，所增补的五香连翘汤，也是出于《三因方》卷十四"痈疽"篇。但是，这也从另一个侧面证明，陈无择同样存在偏于辛温燥热的用药特点。范行准先生非常敏锐地指出，"由于《局方》是官书，并极普遍，所以当时医家很受影响，几乎所有的医方都以'辛香温燥'之药为主要组成部分。最著的有陈言《三因极一病证方论》，虽以《金匮》'三因'为名而实发挥《局方》之学。其后有永嘉王硕的《易简方》，于《局方》并有阐发。"范老先生的高明见解，为我们了解永嘉医派学术思想脉络主干提供了一个很有价值的线索。

（一）《易简方》之易之简

王氏书以"易简"为名，出于《易经》所云"易则易知，简则易从"，虽其自称著书的目的在于应付"仓猝之病，易疗之疾"；实际上反映了当时医学界追求"易简"的思想倾向。面对汗牛充栋甚至可称得上泛滥成灾的方书，临床医师处于无所适用的窘境，王硕以为，"自古方论，已不可胜纪，宁能不惑于治法之众将必至于尝试而后已？用药颠错，诸证蜂起"，因而"莫若从事于简要"。王硕继承了《和剂局方》由博返约的研究方向，而且求易求简，走得更远。但是，他并没有继承其师陈无择以"知要"来"削繁"的基本方法，"削繁"而不"知要"，缺乏执简驭繁的思想和手段，没有任何理论上的创新和方法上的改进。因此，他的《易简方》存在先天的方法论的缺陷。

《易简方》全书仅一卷，内容确实既简且易，仅"取方三十首，各有增损，备哎咀生料三十品，及市肆常货丸药一十种"，以备缓急之需。他录方的基本原则是，一是常用的效验治方，即"合取常用之方"；二是"外候兼用"，"凡一剂而可以外候兼用者"，即其运用范围要广，尽可能做到"病有相类而证或不同，亦可均以治疗"。

另外还有一个细节，更能体现王氏追求易简、实用的特点：《易简》三十味药物，每药之后都有一个简略的单方，如：附子"治耳聋，醋浸削如小指大纳耳中"；木香"治胡臭，醋浸置腋下，夹之即愈"；草果"治赤白带下，去皮，入乳香一小块用面裹，炮焦黄，和之，为末，米饮调服"；桂"治产后腹中痛，并卒中痛，外肾偏肿疼痛，为末，汤酒任意服"，等等。尤其注意收集急救的单方，这在三十味中占了大部分，如甘草解附子、巴豆及百药毒，并饮馔中毒；白术"治中寒湿，口噤不知人者，用酒煎，连进数服"；丁香"治干霍乱不吐不下，用拾肆枚为末，热汤一大盏调之，顿服；不差者，再服之"；半夏"治自缢、墙压、溺水、鬼魇、产乳。凡此五绝，为末，吹入鼻中，心温者可治"；干姜"治鼻衄血，削令头尖塞鼻中"，此外，如南星治急中牙噤，川芎治胎死腹中，当归治小儿脐风，白芍止血，干葛治破伤风，柴胡退热，黄芩通淋等，都很有价值，有实用意义，很能救得一时之急。

因此，《易简方》之作既有其实用性，也正适应了当时追求易简的风气，故而广受欢迎，竟至风靡一时，流传域内。施发在《续易简方论》卷首题词中说："今世士夫孰不爱重？皆治病捷要，无逾此书"，而受到广泛的欢迎；日本文化十三年重刻《易简方》的和气朝臣惟亨也说，"方众而勿约则神与弗俱。晋唐以来，类聚方者几千万，而漫录传世，故见者茫然不知其所向"，长谷川《易简方叙》均亦云："《经》曰：夫约方者，犹如约囊，囊满而勿约则输泄，方众而勿约则神与弗俱。晋唐以来，类聚方者几千万，而漫录传世，故见者茫然不知其所向。昔王硕作《易简方》，仅录方三十首，市肆圆子十首，药品三十种，而隶附其所以充当之方若干，可谓能得用方之口诀哉"。而王硕《易简》之作，"可谓能得用方之口诀哉"，故能大行于世。所以，陈振孙在《直斋书录解题》中称"其书盛行于世"，"今之为医者，所习多《易简》"；甚至有人认为："自《易简方》行而四大方废，下至《三因》《百一》诸藏方废，至《局方》亦废；亦犹《中庸》《大学》显而诸传义废，至《诗》《书》《易》《春秋》俱废。故《易简方》者，近世名医之薮也；四书者，吾儒之《易简方》也。"影响之大，盛极一时。

王硕继承了《和剂局方》与《三因方》由博返约的研究方向，而且求易求简，走得更远，达于极致。他明知临床病证的生动与复杂，"有证同而病异，证异而病同者"，需要辨证论治，具体情况做具体分析，然王硕妄求"简要"，不事辨证，把极为复杂的临床医疗极端简单化，受人垢病也就在所难免了。如卢祖常《易简方纠谬》即谓王硕"可谓半同儿戏，半同屠宰"。

（二）《易简方》的温热倾向

王硕亦继承了局方习用辛温燥热的用药习惯，所备三十味生料药中，辛温燥热者有20味之多，如温里祛寒药附子、干姜、肉桂、丁香；辛温理气药木香、橘红、枳实、厚朴；活血药川芎；化湿药苍术、藿香、草果；辛温解表药麻黄、白芷、细辛；化痰药半夏、天南星；补益药人参、白术、甘草、当归、白芍、五味子；而苦寒药仅黄芩一味。

所载三十方中，大多性质辛燥温热，如祛寒方三生饮、姜附汤、附子汤、四逆汤、真武汤、理中汤；祛湿化痰方养胃汤、平胃散、二陈汤、四七汤、渗湿汤、降气汤、缩脾饮、杏子汤、芎辛汤、温胆汤等。补益方仅四君子汤、白术散、建中汤等少数几个，而寒凉泄热方则不见辑录。

三、孙志宁增修《易简》，初识辛热之害

王硕《易简方》风行一时，但追求既简且易的编辑特点使其不能完全切合临床运用的要求，因此增修、补充就在所必然。为此，孙志宁编著《增修易简方论》，撰写《伤寒简要》，为《易简方》大行于世做了大量的工作，成为永嘉医派诸医家中支持王硕的中坚。

孙志宁对《易简方》的增修主要包括三方面的内容：一是增补方剂，他说，"余以《易简方》中诸症粗备，而于痈疽一症缺焉，故特立五香汤"，他的《增修易简方论》对王氏《易简方》广泛地补充内容，增添方剂，使之更切合临床需要。其次，对《易简方》正文详加注释说明，纠正其过于简略，语焉不清之处，使之更为清晰易懂。再次，还遵《易简方》立论之意，仿当时盛行的李子建《伤寒十劝》的形式，作《伤寒简要》以为羽翼。一时《增修易简方》与《伤寒简要》二书并行于世，为医学界所推重。卢祖常说，当时"习《易简》《简要》为师，借法而求食"者颇众，产生很大的影响。

孙氏并在某种程度上认识到当时医学界习用辛温燥热药物的不良倾向，这主要体现在讨论伤寒证治时殷切告诫慎用温热药和艾灸法。《伤寒简要》的内容分"十说"，除讨论伤寒病发热、潮热、发热恶寒、寒热往来、头痛等症状的鉴别诊断，讨论恶寒恶风的辨证意义，伤寒初痉不可过饱、过饮、过劳等"五说"外，孙氏以一半的篇幅告诫慎用温热药和艾灸法："第四说"阐述伤寒手足厥冷各有阴阳，不得一律以为阴证；尤其是必须注意鉴别治疗热厥。其要点在于，一是，热厥始病，便身热头疼，至三四日方始发厥；二是，"别有阳证"如"其人或畏热，或饮水，或扬手掷足，烦躁不得眠，大便秘，小便赤，多昏愦者，知其热厥也"，其病机属"热深则厥深"；三是疾病过程中，"兼察热厥者，

厥至半日，忽身又热；或手足逆冷而手足掌心及指爪微暖；脉虽沉伏，按之而滑"，凡此种种，为里有热；治疗当用"白虎汤、承气汤随其证而用之"；并一再强调，四逆汤、四逆散，冷热不同，其治服者，宜细察焉。"第五说"引用《难经》和仲景言论，说明"伤寒腹痛亦有热证，不可轻服温暖药"，宜消息脉证而用黄连汤、大承气汤之类。"第六说"论"伤寒自利，当看阴阳证，亦不可例服温暖止泻药"；"第七说"明确指出"伤寒当直攻毒，不可补益，伤寒不思饮食，不可服温脾胃药"，孙氏说，"邪气在经络中，若随证早攻之，只三四日痊安；医者乃谓先须正气，却行补益，使毒气流炽，多致误人"，"如理中丸、汤之类，切不可轻服，若阳病服之，致热气增重，多致变乱误人"。"第八说"则申明，"伤寒胸胁痛及腹胀满不可妄用艾灸"，孙志宁强调指出，"伤寒唯有阴证回阳，可用艾灸，此外不可妄用。盖常见村落间有此证，无药可服，便用艾灸，多致热毒气随火而盛，或膨胀发喘，或肠胃结而不通，反成大热，遂致不救。殊不知胸胁痛自属少阳，腹胀满自属太阴，俱不可以艾灸也。"这一观点颇值得注意，以慎用温热艾灸讨论伤寒，在当时习用辛温燥热的大环境下，确实并不多见，称得上是一种"空谷足音"了，可以认为是对当时医学界习用辛温燥热的反思，对《和剂局方》和《易简方》喜用温热的纠正，也是讲究辨证论治精神的复苏。

孙志宁是王硕的坚定拥趸，学术上如出一辙，毫无二致，以致《易简方》中正文和注文，原著和增修，水乳交融，难以区分；以致卢氏《纠谬》将针对孙、王二人痛加批驳，视为一体，不分轩轾。因此，王硕的学术思想在孙志宁身上都有明白无误的表现。

四、施发温言规整《易简》之失

王硕《易简方》，本为荒僻之地、仓猝之病而设，由脉之难辨，证之难察而作，名曰易简，正为易于运用，而求简捷。他追求"病有相类而证或不同，亦可均以治疗"选方原则，但这样一来，于认病识症和处方用药也就不能不失之于粗略了。因此，后续之人不能不有所非议，批评、辨驳、纠谬，大有人在，且多为同出陈无择门下或深受陈氏影响的永嘉同人，施发、卢祖常即是代表性的人物。

施发批评《易简方》说："其于虚实冷热之症无所区别，谓之为简，无乃太简乎"，"特以人命所关，不容缄嘿，于是表而出之"，"此予续论之作，所以不能自已也"。由此于淳祐三年癸卯（1243）作《续易简方论》，对于《易简方》的种种不足，温言讽刺，规其过失，补其不逮。

《续易简方论》全书六卷，一一评述《易简》三十方及十个成药方，不及附方，说明今本《易简方》的附方为后人所增。中心内容一是评论，一是补充，其特点是评论全面，三十方不缺一个，批评为主而又不意气从事，不失客观；补充广泛，三十方涉及二十六处，补了一百五十八方，最多的一处补了三十三方之多。即使就四处未予补方的评论看，施氏的见解确有其过人之处：其一，养胃汤条，王硕原治"外感风寒，内伤生冷"，施发简简单单一句话"人皆知可以治感冒伤食，而不知其最能治痰饮呕逆及霍乱吐泻也"，就补充了治疗要点。其二，附子汤条，则就"其中芍药一味独不利于失血、虚寒之人，服之反足增剧"做了发挥和改进：他引用当时的习惯说法，"减芍药以避中寒"，但是，"此方所以用芍药者，以其能去风止痛耳。然既有官桂，减之亦无害。不然，以独活代之，独活可以疗风寒所击，手足挛痛。如此，则无问失血之人，凡有是病者，皆可服矣"，很细致地说明了芍药在本方中的作用、配伍、替代方法等。这一说法实为后世丹溪主张"产后慎用芍药"的先声。姜附汤，陈无择用炮熟姜附，王硕则用生姜熟附，而施发主张用生姜附，并指出，源出陈氏不审之故而王氏因袭，不能发明。其三，真武汤条，则引用《活人书》的条文说明真武汤"不独能治太阳病，而少阴病亦治之也"，但王硕拘于水气之说，"此由渴后饮水，停留中脘所致"，诸多症状皆"意以为皆少阴病"，而不知太阳伤风桂枝汤证而误用麻黄发汗，汗出过多，亡阳发热而致此，批评王硕"不应泛引痰饮之证为伤寒之证"。并就其加减法协调《易简》与《活人书》《孙氏秘宝》三家之说，"然其加减虽本于《活人书》，而附子一节较之《孙氏秘宝》则互相矛盾，使后学无所适用。《活人书》云：呕者去附子，加生姜三片。夫生姜，呕家圣药，治呕用此固宜，如寒呕则附子不当去。《秘宝》云：不下利，去附子加生姜，合前作半斤，使果不下利，附子去亦无害；既不言治呕，则增生姜何义？王氏于此，独加生姜而不去附子。生姜固治呕矣，而附子尚存，以之治寒呕则可，若热而呕者，岂不败事哉！三家皆说未尽，当作不下利而呕者，去附子加生姜。如此，方可以贯三家之说也。"就此可以看出，施氏的批评确属冷静客观。

　　施氏精通脉法，注重辨别疾病的虚实寒热，因此对于《易简方》的批评，主要集中于王硕不问脉象、不讲究辨证的弊端上；而在批评、辨证的基础上补充治法、方剂，则完善了整个辨证论治的认识。如治疗中风的"三生饮"，王硕说，治卒中昏不知人，"无问外感风寒，内伤喜怒；或六脉沉伏，或指下浮盛，并宜服之"。施发认为这种说法"其误后学者多矣"，因为外感、内伤是性质完全不同的病证，"六脉沉伏"和"指下浮盛"是相反的脉象，这两种脉证，寒热之别有如冰炭不可同炉，"如或用此，是以火益火耳"。这种注重从脉象、病因辨证的思想方法，正是陈无择所积极提倡的，而王硕由于一心一意追求"易简"，追求方剂"病有相类而证或不同，亦可均以治疗"，因此损害了对疾病的认识和区别。"凡见中者，不辨其冷热，遽投三生饮……欲侥幸万一之中，而有时足以害人，皆王氏启之也"。若中暑噎闷，昏不知人，"其脉则虚弱而微迟，或者不审，以三生饮治之，祸不旋踵"。为此，施氏增补稀涎散和小续命汤以适应临床需要。对此，僧继洪在《澹寮方》中曾有折中的评论，他曾读《医余》而知"中风脉不大者，非热也，是风脉也；又中疾气郁痰结，脉多沉伏，故亦有浮而非热，沉而非实者"，由此而知王氏不拘于脉而用三生饮的所出，因此，王硕也未为全不是。当然，不问外感内伤失之尤甚，施发批评固是，但"辨脉犹未详，攻王之辞也不免有强词夺理之嫌"。因此，继洪有"尝谓诸师《易简方论》，交相诋诃，各有偏枯"的感叹。

　　王硕以芎辛汤"治一切头疼，但发热者难服。其余痰厥、饮厥、肾厥、气厥等证，偏正头疼难忍者，以此药并如圣饼子服之，不拘病退，多服自能作效。诸证头疼，紧捷之法，无以逾此"，主张以一方统治多种头痛，而施氏针锋相对提出："王氏即此与如圣饼子同治一切头疼。然头疼非一种，有风冷头疼、痰厥头疼、肾厥头疼、积滞头疼、气虚头疼、偏正头疼、嗅毒头疼、伤寒头疼、膈痰风厥头疼，更有夹脑风、洗头风，治之各有方。今欲以此药兼治之，凡有风寒痰饮则可，至若肾厥头疼当服玉真丸，积滞头疼当服备急丸，气虚头疼则乳附全蝎散，嗅毒头疼则食炒黑豆，伤寒头疼则连须葱白汤、葛根葱白汤主之，不可以一律齐也。"不仅指出头痛种种不同，而且非常详细地补充了相应的方剂。

王硕以建中汤治"腹中切痛"，施氏的评论最能体现其脉症结合的辨证论治特色："腹痛极多端，有冷痛、热痛、积痛、虫痛、血刺、客忤，当随证以治之。诊其关尺脉弦迟，按之便痛，重按不甚痛者，为冷痛，可服良姜散、建中汤；如其脉微而涩，肠鸣泄利而痛者，当于和气饮中加炒吴茱萸，仍下桂香丸；诊其关尺脉数紧，发热，小便赤而痛者，为热痛，可服小柴胡汤去黄芩加白芍药；如其脉洪而实，大便不通而痛甚者，当以大承气汤下之而愈。若中虚气弱，饮食停积，重按愈痛而坚者，此为积痛，其脉必弦紧而滑，救生丹、枳壳散主之。或渴欲引饮，胸中痞塞，大便秘结，脉沉短而实者，宜服保安丸。若往来行痛，腹中烦热，口吐清水，脉紧实而滑者，蛔动也，宜服集效丸。妇人心腹疼痛，脉沉而结者，此血刺也，牡丹丸、《良方》断弓弦散主之。若心腹卒然而痛，其脉滑，或长短小大不齐者，此为客忤，可服苏合香丸、备急丸。已上腹痛，岂一药所能疗哉？"这些批评都是非常中肯、非常实用的，王硕以一方统治一病，施发将一病分属多种不同证候，分别论述，各注方剂，立足于辨证而分别治疗，正体现了施发重视辨证论治的特点，足以补充王硕之不足。

施氏的批评确实切中王硕一味追求"外候兼用"而不讲究辨证论治的要害。雨岩老人序《续易简方论》说，"其所攻旧方之短，盖无不中其肯綮"，故视其为"王氏忠臣"，并以为"得是书而用之，非识脉明证不可"，指出了本书重视脉证的辨证特点，进而又说，"有《易简方》者，不可无此以相参错，则此书当易售而盛行"，二书并行，相得益彰。后人亦谓，施氏于王硕"规其过失，补其不逮"，视为王氏之益友，诚为的评。这种不抱个人意气，客观冷静的学术争鸣完善了《易简方》的内容，也形成了永嘉医派的学术中心，促进了当时医学的发展和进步。

五、卢祖常为《易简方》纠谬

卢祖常《易简方纠谬》现存改题《续易简方论后集》而附于施发《续易简方论》以行的刊本。从书名可知，《易简方纠谬》应是严厉批评《易简方》的专书。笔者细读之后，以为此书的价值有三：一是史料价值，二是实践价值，第三才是学术争鸣的价值。

《易简方纠谬》记载了作者与陈无择的交往、对陈氏的印象，陈无择在温州的医事活动，创制养胃汤、和气饮、茯苓补心汤等方剂的经过和流行情况，以《三因方》为教本收徒授业的情况等等；还记载了王硕与陈无择的关系，王硕撰写和孙志宁增修《易简方》的确切时间，增修的大体内容，《易简方》及孙氏著作的流行情况等。在史料匮乏、著作散佚的情况下，卢氏的记载确实异常珍贵，对于研究宋代医学史和永嘉医派的价值不可估量。本书大量引用这些内容以研究永嘉医派的活动及学术思想，故卢氏此书具有不可替代的史料价值。

卢氏与陈无择年龄相仿，关系密切，对于陈的学生王硕而言，就有长者的身份。因此，对王硕的批评毫不留情，严词推鞫，极力攻讦；对《易简方》逐件纠剔，一一抨击，尤为激烈，捎带着连孙志宁也受到痛骂。《易简方纠谬》开篇就是：王硕浅见寡闻，违背仲景明训，"可谓半同儿戏，半同屠宰"。且攻击王硕虽曾一登陈氏之门，并未升堂入室，唯抄《三因》一论，便谓学足而去，似乎否认王的陈氏学生身份，起码也是未得真传。言辞激烈，甚至迹近谩骂，如其言《易简》行之未几，硕家至无噍类，报应之速如此哉"，实非善言。

他对《易简方》批评的立足点在于：良工为学不可不博，见识不可不广，人命不可不重，取财不可不轻，用药不可不防患，不如是不足以尽医道，因此不可妄求"易简"。这个出发点本也不错，可以匡正王氏一味追求易简而疏忽辨证论治之偏。如姜附汤条下论及伤寒下利，卢氏指出，仲景立法二十四条，朱肱分为二十五条，各随其所兼之证而著对病之方，非常详尽地列出猪苓汤、大柴胡汤、四逆汤等方剂，说明治法之丰富，但王硕欲合"易简"之名而不分脉证，只以"伤寒下利"四字总括，以白通汤一药总治，因此错误重重。这一批评就非常有力。再如柴胡汤条下论及伤寒劳复，卢氏指出，仲景立法三条，有汗有下，有枳实栀子汤证，也有小柴胡汤证，"未易不以脉证分而以一药治也"。不仅王氏失于简易，即孙志宁增修也不曾"与增一病对一法"，也难辞其咎。尽管语气强硬，言辞锋芒毕露，咄咄逼人，也总还算是有理。但是，许多具体评论却不免强词夺理，如对养胃汤的评论：首先，卢氏批评王硕指"藿香为发汗，然神农一书无一语及，仲景一书无一方用，硕《易简方》前所载药性，亦无一字道着"，没有古书依据。然于古无据，并非于今无效，前人所未言及，正是王硕的实践心得，得意之笔。卢氏的评论立足于古，而不顾事实，自然缺乏说服力。其次，卢氏批评王硕服药方法背反了仲景的发汗法，说："仲景法云：只先服药，后温覆；硕云：先厚覆盖睡，后进药。厚覆与温覆不同，先药与后药有异"；"仲景治法云：服麻黄汤不啜粥；王硕云：啜薄粥又啜热汤"；"仲景汗法云：使遍身漐漐微似有汗，王硕只令四肢微汗"，所以，"硕发言似是，究实悉非"。纯以仲景法为限，不可越雷池半步；拘于温覆厚覆、先药后药、啜粥喝汤，咬文嚼字，实际意义不大。卢氏学有根柢，精通经典，但过于拘执古法，当然缺乏说服力。再次，若发汗而热未除，仲景、朱肱有桂枝芍药微汗，附子茯苓补阳，大黄芒硝泻实，知母干葛解肌，种种治法不同，卢氏以为"补泻汗下，霄壤辽绝"，而王硕仅以"参苏饮"一方统治诸症，是行不通的。此则卢氏评论有理，表证不解入里，变证百端，岂可以一方统治？王硕正犯了"冷热虚实之症，无所区别，无乃太简"的老毛病。此外，王硕以养胃汤治疗四时瘟疫，卢氏说，"瘟疫为症，极为可畏，一家传染，或至一方"，数味平和之剂以治此重症，实有误人之虞，卢氏言之亦有理。

　　但是，总的看来，卢祖常言辞激烈而说理不足，远不如施发言辞平和，有理有据，"规其过失，补其不逮"。因此，尽管卢氏年长于施，人们却称施、卢，而《易简方纠谬》也只能作为《续易简方论》的附录，改题《续易简方论后集》行世。以致后来合刻二书的日本张惟直也大惑不解，"此以同里之人，攻同时之人，抑亦奇矣"。同样的，对增修《易简》、编集《伤寒简要》的孙志宁也毫不留情，"窃见孙志宁增修《易简》，已自是起王硕，淬砺旧剑；及增撰《简要》，又复是推过李子建（李著《伤寒十劝》，孙仿而作《伤寒简要十说》），掘凿新坑。倘见而不与匣其剑，平其坑，则戕陷人无尽期矣"，也一样火药味十足。所以，后世僧继洪著《澹寮方》时颇为之感慨，"尝谓诸师《易简方论》，交相诋诃，各有偏枯，且惟纷纷于药里，更不言及人之脏腑有阴阳，禀赋有厚薄。安得公论之士为之裁断云"。这个"公论之士"的重任，就落在王暐身上。

《易简方纠谬》还记载了许多卢氏医案和效验方剂，这是《易简方》系列著作中独有的，给我们留下了宋代先人的宝贵经验，因而具有非常难得的实践价值。本书后附的医案可以见卢氏医疗经验之一斑。

六、王暐回归完整的理论体系

王暐《续易简方脉论》与诸多《易简方》著作着眼于方剂的整理运用相异，自成体系，自有特点，篇幅不大，但"麻雀虽小，五脏俱全"，形成完整的理法方药内容和以诊法、治法为主的理论体系。这也可以视为对《易简方》不足之处的彻底纠正。

王硕"由脉之难辨，证之难察"而作《易简》，追求"病有相类而证或不同，亦可均以治疗"，不注重辨证论治。其《易简方叙》虽承认"医言神圣工巧，尚矣"，认为"其略则当先诊脉，次参以病，然后知为何证，始可施以治法。古人所谓脉、病、证、治四者是也"。但又以为"证同而病异，证异而病同者，尤难概举。若欲分析门类，明别是非"，则又困难重重，"奈何素不知脉"者，由此主张"莫若从事于简要"。所以"合取常用之方，凡一剂而可以外候兼用者"，"病有相类而证不同，亦可均以治疗"，这成为他《易简方》的写作目的。对"证大不同而外候则一"的诸多疾病，采用"总治之法""以类而求""对方施治，自可获愈"。王硕也就不能不失之于粗鄙，而孙志宁的增修并没有从根本上认识和解决这个问题。施氏续作虽注重脉证，详加评析，但缺乏一个完整的理论认识，离不开以方论方，以方论病的旧窠臼。卢氏续作以纠错指谬为主旨，整个体系并无任何二致。所以，王暐的《脉论》在编排体系上的特点，比起其他《易简方》著作来，有其完整性和先进性。

王暐开宗明义即提出："医言望闻问切，神圣工巧是也……是道也，有如望山者，其高苍苍；望水者，其远茫茫，振屐而升，苍苍弥高，鼓棹而游，茫茫愈远，苟能超于心术之微，明其终始之道，则知人气终始与天道不远矣"，"四者具明，斯谓之神圣工巧。斯道未彰，不能自嘿"，强调了四诊的重要意义，非常婉转地批评了王硕抽象肯定"医言神圣工巧，尚矣"，而在实际操作中又强调困难，强调脉证难辨，而又放弃四诊，追求易简的观点错误。然后立四专篇，分别以《望色曰神》《闻声曰圣》《问病曰工》《切脉曰巧》为题，讨论四诊，立论、内容都取自《内经》，虽无创新特出之处，但重视四诊本身就算得上王暐的创举。随后是《论治法》《论针刺》《引针补泻法》《君臣佐使》《汗补吐下》五篇论针药治法的专文，王暐以为，为医须先明虚实补泻，"欲其合法而不苟"，但"后人不知古人用药之意，不明奇偶制方，不按君臣用药"，因此，错误多多："言其虚，遽用至热之药；言其热，亟用疏利之剂；不辨五脏虚实，循情补泻；不究冷热方宜，任便加减"。由此，根据《内经》的理论讨论治疗大法、针刺虚实补泻法、用药君臣佐使的组方之道、汗补吐下的宜忌运用等。这样，王暐用简短的文字纠正了王硕缺乏理论意识、缺乏辨证论治精神的根本错误，从而使《续易简方脉论》有了一个理论框架作为基础。

王硕《易简方》因虚损劳瘵等疾病既难亟愈，而不与著录；王暐则首列《论劳瘵痼疾》，但并没有提出什么有效的治疗方法，只是进一步强调了治疗困难。王暐说，"劳瘵之病甚多，自古至今未尝有治而愈者"，只是挨延岁月，束手待尽。所以，王暐又说，"劳瘵痼疾，良医弗为"。从当时的条件和认识水平讲，这可能是无可奈何的老实话。

对于诸病的诊治，王暐选病不多，但有论有方，论述简略，选方精当是其特点，而通过方剂的加减配伍的变化而适应证候的变化。诸病首论病因病机，再及证候表现，一证一方，加减以治，虽简短扼要，却也理法方药俱全，颇有可法之处；其中以两个章节的篇幅立专方专论治疗"中风寒暑湿"和"五脏补泻"，以体现外所因和内所因的治疗特点。外因以六淫尤其风寒暑湿为中心，以桂枝汤、麻黄汤、六味香薷汤和香术汤四方加减为经纬；同时，内因致病则以五脏补泻为主方。诸病中属外感病者有中风寒暑湿、脚气、疟三篇，属内伤病者有咳嗽、七气、呕吐、水蛊胀满、消渴五篇，内外合邪则有泻痢一篇。

　　如其论呕吐，首论胃寒则呕，但又不独胃寒则呕，热、痰、气、食、血，均可致呕，其证各异，不可一概而论，立方丁香饮，用丁香、半夏、橘红、干姜以治寒呕为主，药味加减配伍变化以治其余诸呕：去干姜，减丁香，加竹茹、人参、麦冬以治热呕，加砂仁、神曲以治食呕，加木香、沉香、槟榔以治气呕，去丁香加紫苏、香附、白术以治血呕。又如其论治消渴，以为"渴病有三种：一曰心渴，二曰脾渴，三曰肾渴"。其病因多"由恣情纵欲，多服丹石，以快一时，不知精血内耗，津液内消，渴而引饮，以致小便频利，色如米泔，日复日，肌肉消烁，名曰消渴"。三消各有其症，"心消者，烦渴引饮；脾消者，多食数溲；肾消者，泄精自利。三消并至，天寿终矣"。其治法则"当滋助元气以养精血，不可攻也"。立方人参饮，用人参、桑白皮、茯苓、干葛以治三消渴病，根据病情变化而有加减配伍：不甚渴去干葛、桑白皮，加五味子、黄芪、麦冬、菟丝子，渴甚加瓜蒌根、糯米，三消并至则用本方送服八味丸及小菟丝子丸。这样，既有"易简"之实，又无易简之弊，平淡之中见神奇，这确可称得上是王暐的高明之处。

　　值得注意的是，王暐在篇末另立"炮炙煎制"专章。讨论四诊及证治方剂的著作而及于药物的炮炙煎制，并不多见；不过万字的小册子，而理法方药以至药物的炮炙煎制能有如此全面、完整的体系，这是王暐的特出之处，也是本书的一大特色。虽然这部分内容散佚不存，但原书目录留给我们的信息，却确实值得回味。

《续易简方脉论》是《易简方》系列著作的最后一部，王暐也成为永嘉医派的最后一位医家，此后，永嘉医派的医事活动便销声匿迹了。

第四章　永嘉医派的诊疗特色

一、鲜明的地方色彩

陈无择长期侨居温州，其医学思想和医疗实践深受温州生活的切切实实的深刻影响。当时，温州有乡绅余光远，用独创的炮制方法精心修制平胃散，并长期服用，结果身体康健，饮食快美，数次出任西南"烟瘴之地"的地方官而往来平安，并享近百岁的高寿。受此启发，陈无择领悟到胃气是人身的根本，"正正气，却邪气"是医疗第一要义，因此在平胃散的基础上增添药物，创制了"养胃汤"，载于《三因方》卷八。卢氏曾语及其立意和创制经过："一日，先生忽访，语及乡达余使君光远，不以平胃散为性燥，唯精修服饵不辍，饮啖康健，两典瘴郡，往返无虞，享寿几百。先生又悟《局方》藿香正气散、不换金正气散，祖出平胃，遂悟人身四时以胃气为本，当以正正气，却邪气为要，就二药中交互增加参、苓、草果为用。凡乡之冬春得患似感冒而非感冒者，秋之为患如疟而未成疟者，更迭问药，先生屡处是汤，随六气增损而给付之，使其平治而已。服者多应。"除理论上对胃气的认识和实践上受温州乡绅余某的养生经验启迪外，还有一个很重要的因素即环境条件，温州依山傍海，冬无严寒，夏少酷暑，四季湿润，属海洋性气候，湿之为患尤多，故宜于应用除湿理气的"平胃散"和"养胃汤"之类方药。因此，陈氏此方一出，即广泛流传，风行一时。此后，他的弟子辈作《易简方》系列著作，都引载这个方子，还详细记载了"余使君平胃散"的独特的炮制方法，给我们留下了一份宝贵的遗产。温州医生至今在临床上仍习用平胃散、藿香正气散和养胃汤之类芳香化湿理气和胃的方剂，自有其地土之宜和历史渊源。

陈无择在温广泛的医事活动和精湛的医疗技术，赢得了很高的声望。例如，卢祖常记述了陈氏创制和气饮事："无择先生每念麻黄、桂枝二汤，世人不识脉证者，举用多错"，因此在《局方》五积散中汰去麻黄，创制和气饮，"加葱白、豆豉同煎可代麻黄汤"，"加川芎、白芷同煎可代桂枝汤"，屡试屡验，马上就为众多医家所采用，广泛流传开来，"夫先生岂小补哉？由是乡之富贵贫贱，皆所共闻；闾里铺肆，悉料出卖"，影响巨大。现在通行的《三因方》未载和气饮，可以推知这是在《三因方》成书之后创制的。时至今日，温州医家临床还忌用麻黄之类辛燥温热的解表药物，推究其源，似可远及宋代的陈无择。

二、崇尚温燥，又有所醒悟

范行准先生归纳永嘉医派诸医家的学术特点时指出，"由于《局方》是官书，并极普遍，所以当时医家很受影响，几乎所有的医方都以'辛香温燥'之药为主要组成部分。最著的有陈言《三因极一病证方论》，虽以《金匮》'三因'为名而实发挥《局方》之学。其后有永嘉王硕的《易简方》，亡名氏的《校正注方易简方论》，孙志宁的《增修易简方论》等，于《局方》并有阐发。"永嘉医派崇尚温燥，对于温热药物的应用，多能结合自身实践拓展其应用领域。

陈无择治疗寒呕喜用硫黄以温阳散寒，甚至和附子相伍，或以绿豆反佐。如用生硫黄丸（硫黄，不拘多少，研细，生姜汁糊为丸，米汤下）、四逆汤（甘草、干姜、附子）治寒呕而脉弱，小便复利，身有微热者；用灵液丹（硫黄、附子、绿豆，生姜汁糊为丸，米汤下）治胃中虚寒，聚积痰饮，食饮不化，大便坚，心胸胀满，恶闻食气者；或妇人妊娠恶阻，胃中虚寒，呕吐不纳食者。其对寒呕的治疗，注意到在使用硫黄、附子等大热药物的同时，要求病人以米汤送下，体现了顾护脾胃的思想。以大辛大热之硫黄治疗呕吐似乎并不多见，可称为医学史上第一人。

但是，陈无择虽不能脱当时习用辛热窠臼，其创制和气饮事却很发人深省："无择先生每念麻黄、桂枝二汤，世人不识脉证者，举用多错"而制和气饮，方中不无肉桂、干姜辛燥温热之品，但忌用麻黄、桂枝之类辛燥温热的解表药物，温州医家至今仍然恪守，似也另有深意。"圣散子"是由温热药物组成，用治寒疫的著名方剂，苏东坡曾著文极力推崇，一时天下通行。东坡说，"时疫流行，平旦辄煮一釜，不问老少良贱各饮一大盏，则时气不入其门；平居无病，能空腹一服，则饮食快美，百疾不生"，盛赞其为"真济世卫生之宝也"。陈氏自有卓识，并不盲从，敢于提出异议，《三因方》批评苏东坡的言论说，"一切不问，似太不近人情"，进而指出，"辛未年（宋高宗绍兴二十一年，1151），永嘉瘟疫，被害者不可胜数"。陈无择目睹其事，且将此作为圣散子之害的唯一的事实证据收录于著作之中，既反映了陈氏忠于事实、不畏权威的实事求是的科学态度，也揭示其跳出辛燥温热圈子的卓识。《四库全书总目提要》对此有高度评价："苏轼传圣散子方，叶梦得《避暑录话》极论其谬而不能明其所以然。言亦指其通治伤寒诸证之非，而独谓其方于寒疫所不废，可谓持平。"

笔者在细读《易简方》系列著作后以为，《和剂局方》习用辛温燥热的用药习惯在王硕的著作中体现得最为明显突出。《易简方》所备三十味生料药中，辛温燥热就有二十味之多，如温里祛寒药附子、干姜、肉桂、丁香，辛温理气药木香、橘红、枳实、厚朴，活血药川芎，化湿药苍术、藿香、草果，辛温解表药麻黄、白芷、细辛，化痰药半夏、天南星，而补益药仅人参、白术、甘草、当归、白芍、五味子，苦寒药仅黄芩一味。所载三十方中，大多性质辛燥温热，如祛寒方三生饮、姜附汤、附子汤、四逆汤、真武汤、理中汤，祛湿化痰方养胃汤、平胃散、二陈汤、四七汤、渗湿汤、降气汤、缩脾饮、杏子汤、芎辛汤、温胆汤等，补益方仅四君子汤、白术散、建中汤等少数几个，而寒凉泄热方竟无一个。如此足可见王硕无法摆脱当时的大环境，不能不受《和剂局方》的影响，也习用辛燥的特点。

孙志宁在王硕《易简方》基础上发挥其学，辛温燥热倾向自不可免，但已在某种程度上认识到这种习用风气的缺陷，孙氏以《伤寒简要》一半的篇幅告诫慎用温热药和艾灸法。这一观点颇值得注意，在当时习用辛温燥热的大环境下，确实并不多见，称得上是一种"空谷足音"了，可以认为是对当时医学界习用辛温燥热的反思，对《和剂局方》和《易简方》喜用温热的纠正，也是讲究辨证论治精神的复苏。

三、从易简到全面周到

王硕《易简方》继承了《和剂局方》由博返约的研究方向，求易求简，走得更远，但缺乏执简驭繁的思想和手段，缺乏辨证沦治的全面认识，于认病识症和处方用药也就不能不失之于粗略了。因此，后续之人多所批评，施发、王暐规其过失，补其不逮，成为王氏功臣。

例如，王硕谓生料五积散"可以治妇人经候不调；产妇催生及胎死腹中；产后发热或往来寒热，不问感冒风寒，恶露为患，均可治疗"。施发针锋相对提出："何不量虚实之甚也。夫治产前、产后之病，自是不同。产前气血充实，如疏利发散之剂，因其所感而用之，但不致于妨胎足矣。产后气血虚损，当以滋养为本，或感冒，或恶露，而发散疏利之剂未免于用，亦须且战且守，而去其太甚者以防其损不足也。今欲以麻黄之药施于产后之病，岂所宜哉？产后亡血每至汗多，乃复以麻黄而发其汗，则必有郁冒之患。况产后发热与往来寒热非一种，当随其证治之可也。"进而提出辨证用药方法：血虚而发热者，人参汤、逍遥散主之；头疼而发热者，桂心牡蛎汤主之；伤风而发热者，阳旦汤、竹叶防风汤主之；往来寒热，恶露不止者，柴胡汤主之；败血不散，乍寒乍热者，黑神散、大调经散主之；虚羸喘乏，寒热如疟，头痛自汗，咳嗽痰逆，此名蓐劳，石子汤、人参鳖甲饮主之；寻常感冒，恶寒发热，可于生料五积散中去麻黄，名和气饮治之。

王硕的易简之法，施发为之补充，卢祖常为之纠谬，大体停留在方剂层面，王暐超出众人，有独到见解。首则强调四诊的重要意义，以

《望色曰神》《闻声曰圣》《问病曰工》《切脉曰巧》四专篇论诊法；次重治法，又以《论针刺》《引针补泻法》论针灸，《君臣佐使》《汗补吐下》论方药。既纠正王硕缺乏辨证论治精神的错误，又搭建起诊法治法为纲的理论框架，以此论病，必重病因病机及症状病情，由此立方遣药，理法方药俱全。遵陈无择三因论病之教，病因病机以"风寒暑湿"六淫外邪和"五脏补泻"内伤虚实为纲，进而以桂枝汤、麻黄汤、六味香薷汤和香术汤四方加减治外感，五脏补泻十方治内伤，方剂自成系统，建立起的临床诊治体系。

《续易简方脉论》载列病症不多，诊治却有共同特点，抓住主证立主方，兼顾不同病因病位而加减变化，体现辨证论治的原则。王暐以寒邪入肺、气郁痰积为咳嗽基本病机，虽有五脏之咳，立润肺汤为主方，随证加减；以寒、热、痰、气、食、血论呕吐，立丁香饮为主方，加减配伍以治；其治消渴从心、脾、肾着眼，各有其症，滋助元气以养精血是共同治法，立人参饮为主方，而加减配伍以治；论水蛊胀满，脾虚湿胜为主因，或肾元虚惫，或气结血聚，而分正阴阳、调和荣卫为治肿上策，立分气桑皮饮为主方，加减配伍以治。提纲挈领，主次分明，既有"易简"之实，又无易简之弊，全面周到，平淡之中见神奇，这确可称得上是王暐的高明之处。

四、永嘉医派论瘟疫

瘟疫危害人群最为严重，也是医家极为重要的防治目标之一，防疫治病是极为重要的任务。陈无择《三因方》卷六有《叙疫论》《四季疫证治》《料简诸疫证治》等篇，认为疫病为天行之气，"大则流毒天下，次则一方一乡，或偏着一家，悉由民庶同业所召"。疫分寒温二种，他尤注重温疫，说"风温亦宜备论"，四时不正之气之外，亦须注意多种情况："疫之所兴，或沟渠不泄，渎其秽恶，熏蒸而成者；或地多死气，郁发而成者；或官吏枉抑，怨讟而成者。世谓狱温、伤温、墓温、庙温、社温、山温、海温、家温、灶温、岁温、天温、地温等，不可不究。"很广泛的多种温热性的病因，导致多种温疫，这种认识在当时还称得上超前，与他批评圣散子只能疗寒疫，不可用治温疫一脉相承。由此主张首在预防，他称为"辟"，"古法辟之用屠苏酒、务成子萤火丸、李子建杀鬼煎、老君神明散，皆辟法"。屠苏酒，就是"爆竹声中一岁除，春风送暖入屠苏"的屠苏酒，唐代起就流传于民间，除日饮用，有祛风散寒、避除疫疬之邪的功效。陈无择用以"辟疫气令人不染，及辟温病伤寒"，还有太一流气散"辟温气"，用笔浓醮雄黄涂鼻窍"入瘟家令不相染"，提出预防方案和药物，也是很有意义的。疫病治疗，陈无择除根据四时五行学说，提出治青筋、赤脉、黄肉、白气、黑骨诸方为"四季疫证治"外，又立败毒散、应梦人参散、喝起散等方治疗伤寒温疫。受当时的大环境影响，总体药性仍然偏温，但部分方剂已运用大黄、石膏、寒水石、栀子、黄芩之类寒凉药为主，如治赤脉、治黄肉、治白气，如喝起散等方即是。

王硕对瘟疫的认识远远落后于其师，《易简方》虽针对"仓猝之病"而立，却无治疗瘟疫的药物、方剂，只是于养胃汤下提出"兼能辟山岚瘴气，四时瘟疫"，这是远远不够的。施发《续易简方论》对《易简方》进行全面的补充，却于养胃汤能否辟瘟治疫并无评论，只是引述了王硕小柴胡汤"治伤寒瘟病"，又在四兽饮下增补"身发寒热，一岁之间，长幼相若，或染时行，变成寒热，名曰疫疟，五积交加散主之"一句而已。孙志宁、王暐亦然。尽管施发在《察病指南序》中提到，"年来疫疬盛行，病者不幸而招医，多见以阳病而服桂附者，悉殒于非命"，但他们对于瘟疫似乎并无太多的认识和有效的治疗。

卢祖常批评王硕养胃汤"兼治四时瘟疫"，以为平和之剂，有病重药轻之虞，认为"瘟疫为病，极为可畏，一家传染，或至一方，长幼患状悉多相类""服之非独药不中病，而死生反掌矣"。这一批评是中肯的。《易简方纠谬》又说，升麻葛根汤治大人小儿时气温疫，葛根解肌汤治伤寒温病，时行寒疫，"二方一治温疫，一治寒疫""温疫取其平解，寒疫取其汗解"，已得其师陈无择辨疫要义。然而升麻葛根汤并无寒凉之药，除温清热仍嫌药力单薄。

陈无择从温论疫的观点，用大黄、石膏、寒水石、栀子、黄芩之类寒凉药为治的方法，有其先进性，与刘河间寒凉为治而开后世温病派先河的观点相通。可惜他的弟子们不以为然，永嘉医派众医家并未能进一步深入发掘发挥，陈无择这一创新性的学术见解也就此为止，未能发扬光大形成新学说。这是非常遗憾的事。

五、孙志宁善用毒剧药

孙志宁善用毒剧药如巴豆，孙氏以为"巴豆治挥霍垂死之病，药至疾愈，其效如神，真卫生伐病之妙剂"，且云："此药自是驱逐肠胃间饮积之剂，非稍加毒性安能有荡涤之功？故以治饮积之患，邪气入腹，大便秘结，心腹撮痛，呕吐恶心诸疾，颇为得心应手。不仅病初始萌，身体壮实，对证运用可获十全；即使体虽不甚壮实，若属对证，自可放胆使用；最忌犹豫不决以致病势攻扰，愈见羸乏。"对于运用指证、用药反应、掌握尺度、解毒方法，都有详细说明。甚至认为孕妇有适用之证，亦可照用不误。还说，"巴豆去油取霜，盖取其稳当，然未必疗病；若通医用之，必不去油"。而对于"尊贵之人，服药只求平稳，而于有瞑眩之功者不敢辄服，医虽知其当用，亦深虑其相信之不笃，稍有变证，或恐归咎于己，姑以参术等药迎合其意，倘有不虞亦得以藉口，而不知养病丧身，莫不由此"，对此深恶痛绝。医不至精，学未至深，验未及丰，是不敢出此大言的。《医方类聚》《杂病广要》载有其治"肠风脏毒便血"方，用"温州枳壳"不拘多少，逐个刮去穰，入去壳巴豆一粒，合定用线扎紧，米醋煮枳壳烂熟，去巴豆，取枳壳洗净，锉末焙干为丸。可以治疗大便出血，也可用以治疗痢疾。设计取法既巧，也富有温州的地方特色。从这些内容可以看出，孙志宁于毒剧药的运用之纯熟，经验之丰富。对此，连严厉批评孙、王的卢祖常也只能发发感叹："吁，治疗饮积气积，驱逐荡涤四字，亦难轻发；驱逐荡涤一药，委难用也。"

第五章　永嘉医派的学术传承

永嘉医派的传承，大致有以下四途：即永嘉医派内部的学术传承、陈无择家族后人的传承、国内其他传承途径、国外传承。

宋元间《易简方》系列著作曾经广泛流传，永嘉医派的学术向南方地区辐射，当时徐若虚的《易简归一》，永嘉医家屠鹏、黄伯沈、括苍何偊都一定程度受其直接的学术影响，甚至数百年后，陈无择的运气研究也给远在千里之外的江阴缪问以启迪，促成其《三因司天方》问世。

一、永嘉医派内部的学术传承

永嘉医派以陈无择的《三因方》为理论基石，以《易简方》为学术中心，围绕编著、增修、校正、评述、批评《易简方》开展热烈的学术研究和论争，这种研究和论争的过程，就是学术传承的过程。

卢祖常说过，"乡之从先生游者七十余子，类不升堂入室，惟抄先生所著《三因》一论，便谓学足，无病不治而去"。陈无择在温州行医济世，著书立说，广收门徒，这是永嘉医派最早的学术传承。《续易简方论·题词》云"王德肤作《易简方》，大概多选于《三因》，而附以他方增损之"，《易简方》三十方中有二十方来自《三因方》，既揭示了陈、王的师生关系，也是医派内部的学术传承，足见陈无择对永嘉医派影响之深刻。后孙志宁增修《易简方》，为之增补方剂，详加注释，纠正其过于简略、语焉不清之处，撰《伤寒简要》以为羽翼，成为支持王硕之中坚。施发与王硕"蚤岁有半面之好"，撰《续易简方论》为之规过补缺。卢祖常与陈无择过往甚密，"先生轻财重人，笃志师古，穷理尽性，立论著方"，"愚少婴异疾，因有所遇，癖于论医，吾乡良医陈无择先生每一会面，必相加重议"，视为师友；他以"纠谬"为题批评《易简方》，虽语言尖刻，仍不掩其学术争鸣的价值。

这种同出一源的学术观点在医疗实践中历练检验，传授门生业徒而扩散播布，通过著书立说而传之久远，影响后世。

二、"青田药店陈氏"承陈无择之余脉

陈无择基于古人家族式传承专门技艺的传统方式，其医学对青田陈氏有着莫大的影响，甚至整个家族称为"青田药店陈氏"。

1. 青田药店陈氏

据《陈氏宗谱》记载：陈氏始祖从光州固始，迁闽之长溪，后陈彪迁至东瓯乐清。陈氏乐清第五、六世，南宋初期即已在括苍山脉一带行医施药成为名医，在青田和义坊（青田县城镇内繁华地段后街万松巷至金巷口一带）居住、置业。"原居温之乐清以儒医鸣于瓯，括邑人请疗寓于和义坊"。陈无择与陈中立均为乐清陈氏第六世。

陈无择族弟陈中立自乐清迁青田，以医药世其家，故称为青田药店陈氏，陈中立为始祖。自南宋起，药店陈氏簪缨累朝，名医济世，代不乏人，制良药以救人而不计其财，著奇方以传世而不私其家。至民国间，仍有二十三世裔孙从事医学，有陈镒字伯琴者任浙江省保安队军医长，陈鉴字卜琴者任中央国医馆浙江青田分馆馆长。自南宋迄民国，800年间传二十三世，儒医代不乏人。

《颍川郡陈氏宗谱》于永乐四年、嘉靖三十二年、康熙五十年、嘉庆十年、道光二十二年、光绪三年、民国二十二年七次重修，有序二十余篇，概略叙述药店陈氏历代业绩。兹选康熙五十年林十洲一篇，以见陈氏书香门第、家传医学之概。

林十洲《重修药店陈氏宗谱序》曰：

药店陈氏者，以医药世其家，故陈姓犹是也，而系之曰药店陈，非无因也，亦以示别于他陈族也。余考其旧谱，乃知其始祖讳中立，号丹

山公，故居温之乐清，业精于医，道行于青邑。时方渡舟，偶遇一小子逋债被执，公怜之，罄以医资代偿得脱。其子归告于母，感激思酬，因以二都南木宫大蟠龙山三十六亩送谢，始焉却而不受，后偕其子登山视之，适与梦葬考妣山穴相符，辄欣然受之，而仍给以价。明年自温扶柩埋穴，遂徙居青田以奉其祀。曾几何时，次子讳景行公翘然而登巍科，历居显宦，直至浙东安抚使，且其长子讳昇公之子讳适孙者，亦登第而膺高爵。自此连榜数世，历有显官，即授医学训科者亦指不胜屈。如讳宗泽公，由学训而任本邑县尹，尤属异事美谈。猗欤盛哉！岂非先世行医济人之功德所致哉？且陈氏之儒医代不乏人，制良药以救人而不计其财，著奇方以传世而不私其家，是以抱病遇医，皆感陈氏诸公之恩，而作文以致谢者比比，而是则甚矣。良医之救人实多而感人实不少也，陈氏祖功宗德，诚大矣哉，宜其族之盛至于斯也。就近世而论，其思公为邑庠名士，企远公笔扫千军，洵为骚坛上将，英千公胸罗万卷，诚为艺坛蜚英，即有贤在吾门，亦温恭自虚，沉潜励学，行看藻采生色。至若善生之长子讳有道，元嘉之季弟讳逢进，与绍叶氏讳正儒者，皆足以接先世之书香，此非陈氏昌盛之证哉？然陈氏之盛，非直为医所致也，其先世孝友见称于族党乡邑间者，至今不没，予窃稽谱而悉知之矣。盖孝友为文章之本，勋名之基，今后陈氏子若孙欲学先世之文章，必须法先世之孝友，惟孝友之道用以自操，因借谱序书之，以与陈氏后学交勉耳。且予之潜修陈氏谱者，意更有在焉。陈君盛生诚心教子，思励其子孙以嗣其祖宗，志既大且笃矣，又与兄君显、弟茂生、美生辈勤勤恳恳，坚以修谱托余，其敬祖尊宗之心何其切也？而启后之意亦从可知矣。予取其木本孝思不可泯没，故受其谱而修之，又制斯序而志之，亦以俾陈氏祖宗之阴功积德，与夫孝友文章勋名存于旧谱，传诸新谱，而子子孙孙览谱及序，庶知先世之盛如此，将思继序其皇之，则余之佽修为陈氏修谱不无少补云尔。是为序。时康熙五十年岁在辛卯春中旬日谷旦，邑庠生西园林十洲拜撰。

2. 陈无择与青田药店陈氏

《宗谱》载：乐清陈氏第四世陈师亮，生子鄂、禧、融，为第五世，鄂生开、言，融生中立、逢吉、崇吉，为第六世。故陈无择与陈中立为同一祖父的族兄弟，应是非常密切的宗族关系，但非青田药店陈氏成员。

由于陈无择的医学成就，宗谱亦有其传，为《沐溪公传》："公讳言，字无择，号沐溪，鄂公之仲子也。博学多艺，长于方脉，有不可救者，预告以期无爽，故一时医者咸宗之。所著《三因论》行世。公晚年复徙乐清，从祖居焉。"

陈中立为青田药店陈氏始祖，有《丹山府君传》详记其事迹："公讳中立，字从叟，号丹山道人者，原居温之乐清，以儒医鸣于瓯，括邑人请疗，寓居于和义坊。一日自乡旋，时方渡舟，遇一小子为二卒所缚，公诘之，答以欠富人债，公慨然倾囊以赠，亦不问其姓名。其子归告诸母，翌日母子叩谢，并自言姓金名贤，母蔡氏，昨蒙公周济，无力可报，愿将祖遗荒山一段奉酬，公却之，彼曰：向闻中可为穴。先是，因考妣未葬，尝梦神送以大蟠龙，问其山名适符，于是同小子登山视之，宛若合梦，乃快然曰：此天之留以遗我考妣也。其山东至蔡提宫垅脊水，南至三都双坑口，西至大济头钟潭上，北至头车为界，共山三十六亩。至嘉定丁丑安葬考妣，遂居以奉祀焉。嗣后次子景行公登宋宝祐进士第，任绍兴府教授，历国子丞秘书著作郎，迁右正言，升殿中侍御史，兼礼部侍郎，终浙东安抚使。公因子贵，赠朝请大夫，再赠通奉大夫，生于八月辛卯，卒于淳祐丙午九月辛酉，享寿六十有七，附葬大蟠龙坟侧，有墓志，郡邑两志均志阴德历奉上宪饬修保护，以为始迁之祖焉。"

对照二传，有疑问二：陈言号鹤溪，非沐溪，青田有沐鹤溪；陈言有子陈楪，生于绍兴辛未1151年，而中立生于淳熙庚子1180年，则陈楪长中立三十岁，那么陈言长五十余岁，族兄弟年龄如此悬殊，恐有差误。另，宗谱世系图，陈言无子嗣，未载婚配，与有子陈楪不合。有人以为陈言"娶永嘉吴氏，遂为温之永嘉人"是入赘，故宗谱不载其妻儿。

3. 青田药店陈氏名医

陈昇：字巳之，陈中立长子。自幼颖敏，读书过目成诵，承家传尤精于医。有人昏暮叩门相请助产，陈昇以催产方一剂服之，立愈，于是用三个银盘作为谢礼，拜送归家。到大门外，天稍见曙光，仔细看看，银盘都是温州库藏之号，后查询曾被猿精所窃。这则传说意在表明陈昇医道灵验如此有及于物者。后因子贵名荐于朝，赠奉议大夫。

陈济传：字润斋，药店陈氏七世孙，精医术，洪武间应荐为本县医学训科。谢子辰称道，"尝于公暇阅其家谱，源流派系之亲疏，冠盖蝉联之相望，灿然可见"，"世以儒医鸣家，盖由积德之深，养之有素而然也。"。济传又能继承先辈，簪组相承，兰芽并秀，咸萃一门，声华振世。其四子皆业医而有奇验，次子时默，继任医学训科。《青田县志》载："宋代，名医陈言……其后世孙陈济传，精通医术，明洪武间应荐任医学训科。四子皆业医，有奇验。次子时默，继任医学训科。"

陈定：字以静，号存心，陈济传族子，明医术。刻苦学习轩岐之书，求医者有所酬报，每每推却不受。洪武二十三年庚午、二十七年甲戌，青田瘟疫流行，人们都畏惧与病人同居，有人甚至驱逐病人出家门。陈定却上门为之诊疗，药食并给，晨夕往疗，绝无顾虑。有人为他担忧，陈定说：我的职责是治疗疾病，生死祸福由天，我只知尽我职责而顺天应人，其余不是我所计较的。到了瘟疫势平，陈定最终也无恙，人们都感叹。患痢者多为涩剂所误，陈定令三子僖调剂药物布施于市，得以保全的人众多。平时常考摭张仲景、刘河间、李知先三家之书，作《伤寒钤领》一篇。又著《痘疹歌诀》《人身肖天地图》等。卒于正统癸亥七月三日，享年七十有四。景泰五年，朝列大夫国子祭酒翰林学士同修国史彭城刘铉为之撰《墓志铭》。《青田县志》载："宋代，名医陈言……其后世明初，陈定（为陈言八世孙，陈济传的侄儿），医术高明，洪武十三年（1380），乡里疫病流行，求医者满门，著有《伤寒钤领》《痘疹歌诀》。"

附1 陈璠：南宋太医院大丞陈璠，乐清人，乾道元年（1165）生于乐清县蒲岐镇仓下村，博学好问，不拘小节，"将拟大展底蕴，适遘金元迭起，志勿获伸，深怀愤叹，不复仕进"。精炎帝岐伯之道，以治病救人为业。民国《陈氏宗谱》载，庆元六年（1200）五月，李皇后病重昏迷，太医院用尽千方百计，仍束手无策，乃张贴皇榜诏求天下良医。陈璠时年36岁，应诏进京，"上甚礼遇之，宣入宫，诊既毕，出便殿。帝问卿：'后疾尚疗否？'公对曰：'臣诊后疾，脾脉极虚，见是泄泻二字作楚。'帝善之，曰：'皇后由坐褥患脾泻，每至产月，旧疾必作，但未有若是之甚，餐粥半月不入，汤药无效。今卿得其情，治之必有良剂矣。'对曰：'不难。用蜜半斤，姜三两，木香二两调和，服后七日觉，必食粥。'"服后乃醒，果然思粥，自是调理渐瘳。"帝嘉之，厚以金帛，擢太医院大丞。"嘉定乙亥（1215）四月初七日丑时卒于京，享年五十有一。御赐归葬，奉柩岐山郡烟墩山马垄侧。嘉定丙子（1216）三月十五日，江东转运副使、丞务郎李天休为撰墓记，述"尝获公祛除呕恙，未遑报答"，为赞曰："陈氏之先，大舜之裔，自胡公满，传四十世。有公特达，无书不记，精于医道，由仁由义。御葬岐山，古今隆遇，冀祐后人，绳绳勿替。"

青田药店陈氏原居温之乐清，以儒医鸣，括邑人请疗而寓居青田于和义坊，陈无择为乐清陈氏第六世，"晚年复徙乐清，从祖居焉"。陈璠与陈无择，与青田药店陈氏有无宗族关系、学术渊源，未能证实，其后裔陈建辉撰文《南宋太医陈璠》载2020年7月12日《温州日报》，今附此以备考查。

附2陈良绍：近时发现苏州儒医陈良绍圹志，略曰：先子讳弓，字良绍，姓陈氏。先世居永嘉，六世祖讳文骥，仕宋苏州茶盐常平司干办公事，子孙遂家于吴。五世祖讳子荣，元汾水县儒学教谕；高祖讳天佑，曾祖讳原善，皆仕元平江路医学；正祖讳桓，字希武；考讳谦，字孟敷，皆以儒医鸣。母杨氏。先子性坦夷，不为外物累，世其家学。尝从翰林典籍同轩梁先生游，攻于诗，平居所著有《清赏集》。永乐中膺荐使海外诸国。凡所经历触目感怀，辄形诸赋咏。所著又有《遐观集》，因别号海樵。生于洪武丁卯（1387）十一月廿四日，卒于正统戊午（1438）十月十五日，享年五十有二。娶韩氏，太医院判公达之女，先卒；继王氏，翰林侍讲讳进之女。

2009年3月28日《温州商报》载高启新《郑和船队里的永嘉医派传人》，据此墓志提出两项大胆推测：一陈氏数代人皆以儒医鸣，始迁祖陈文骥为南宋永嘉人，可否大胆推测陈文骥即永嘉医派队伍中的一员呢？后到平江府任官也不弃杏林之道，并与发轫于苏州的吴中医派相结合，医学遂为传家之根本。二则陈良绍世其家学，因医术高超，始有"永乐中膺荐使海外诸国"事，即膺岳父太医院判韩公达荐，随三保太监郑和下西洋为"随船医生"。由于下西洋在当时颇具争议性，宣德帝销毁详细档案，墓志铭也就只能曲笔带过了。陈文骥为永嘉医派之一员，缺乏证据，有点牵强；陈良绍随郑和下西洋为"随船医生"，似乎于理可通。附载于此，以待进一步考究。

药店陈氏"名医济人，代不乏人"，亦可见陈无择之医学余脉，此为永嘉医派学术薪传之一支。

三、永嘉医派的其他传承途径

永嘉医派的著作盛行一时，流传甚广，为之开辟了许多传承途径。

1.《和剂局方》"淳祐新添方"

《太平惠民和剂局方》在南宋后期所增添的内容中，有不少是经广泛应用而被接受的《易简方》诸书的方剂。如《和剂局方》首卷治诸风《淳祐新添方》中，首录王硕三生饮，而且最多争执的"无问外感风寒，内伤喜怒，或六脉沉伏，或指下浮盛，并宜服之"等语也照录不误；卷二治伤寒方，人参养胃汤和参苏饮同列《淳祐新添方》，此方出于陈无择《三因方》而王硕发挥其功用，卢祖常很详细地说明了陈氏创制二方经过，尖锐地批评王硕运用不当，因此，这两个方剂就成为永嘉医派颇具代表性的方剂。这些方剂都被《和剂局方》及时收录，当然首先在于其良好的疗效和广泛的影响。

由于《太平惠民和剂局方》的官方性质，具有权威性和广泛的应用，自然扩展了永嘉医派的学术传播，成为重要的传承途径。

2. 永嘉屠鹏著《四时治要方》

《四时治要方》一卷，当时著名学者文端公戴溪为序，已佚。陈振孙《直斋书录解题》曰："专为时疾、疟痢、吐泻、伤寒之类，杂病不与焉"，表明其书研究论治范围为四时外感疾病。王肯堂《伤寒证治准绳·凡例》引述其书："屠鹏《四时治要》云，凡欲知阴别阳，须当观脉论形，视喘息，听音声，而治病所苦；按尺寸，观权衡，而知病所生；然后知其虚实，得其本末，更精加审察，徐徐取之。如仲景活人书，下证俱备，当行大承气，必先以小承气试之；合用大柴胡，必先以小柴胡试之；及阴证晓然，合用四逆汤，必先以理中汤、真武汤之属试之。此皆大贤得重敌之要，学者其可不审乎？"以说明临床必须四诊合参，别阴阳，明病因，知虚实，治疗上则更须谨慎从事，步步为营，"精加审察，徐徐取之"。并以按语解答：伤寒瞬息万变，"岂以试为言哉"？"盖与其躁暴而多虞，宁若重敌而无失"，赞赏屠鹏注重辨证论治，小心谨慎，力求万无一失的认真态度。王肯堂又引张锐疗伤寒例，谓"屠氏之探试，虽非仲景本旨，得非粗工之龟鉴欤"？肯定了屠鹏的治疗方法。

杨士瀛既肯定《易简方论》"前后活人不知其几"，又言近世之士继承易简，"类以春秋之法绳之，曰《易简绳愆》，曰《增广易简》，曰《续易简》，借古人之盛名以自申其臆说"，这正是永嘉医派的学术主题。继而又说，"余谓《易简方论》，后学指南，《四时治要》，议论似之，自有人心权度存焉耳。"将屠鹏之书与《易简方》相提并论，且承前说明其同样是永嘉医派的后继者。《四时治要方》虽佚，由此亦可见其书大略，而屠鹏慎重其事有如王暐《脉论》，其为永嘉医派的传承人，亦可明确。

3. 永嘉黄伯沈著《本草之节》

据陈衍《宝庆本草折衷·诸贤著述年辰》，永嘉黄伯沈曾任"监建宁府合同场提督惠民局"，宝庆（1225—1227）中述《本草之节》，纂集本草常用药物冠于《和剂局方》卷前，具体方法"一如刘明之之旧，更少数药耳"。刘明之，字信甫，号桃溪居士，福建桃溪人，嘉定中纂本草常用药物别为小帙冠于《和剂局方》卷前，以括治效之要，黄伯沈"此编述笺注规度悉蹈刘明之轨辙也"。为之序者福建路提举天台王梦龙，字庆翔，山阴人，也热衷本草节要，逐条阐述药物性味功用，增入异名及土产之宜、美恶之辨。黄、刘、王以药物性味功用为主编制本草节略本，推究起来，其源盖出于陈无择"名、体、性、用"分项述药。

4. 徐若虚与《易简归一》

徐若虚，元代江西豫章人，进士出身而又工于医，尝著《易简归一》，已佚。吴澄序《易简归一》曰，徐若虚"取四易简而五之，名曰《易简归一》。其论益微密，其方益该备。微密非易也，该备非简也。非易非简，而犹曰易简，盖不忘其初"。可见其书取四易简而归于一，微密该备，深受永嘉医派《易简方》系列著作的影响自然不言而喻。

笔者经多年研究，从《医方类聚》中所载《王氏易简方》内容、编辑体例、方法等方面分析推测，《王氏易简方》即徐若虚《易简归一》。

丹波元胤《中国医籍考》言："按《医方类聚》中所载《王氏易简方》与德肤书不同，不知出于何人，其体例亦类录四家而成编"。《中国医籍考》不载王暐《易简方脉论》，在见到《续易简方脉论》之前，笔者曾一度以为此《王氏易简方》即王暐《续易简方脉论》，从《医方类聚》辑录了部分内容，主要是王、孙、施、卢等人的证治方剂，确实与《经籍访古记》的"类录四家而成编"的说法相一致，但未见《经籍访古志》所谓"四诊论"，推测大约是《类聚》有选择地载录所致。

笔者对《医方类聚》散在载录的《王氏易简方》的零星内容进行了初步研究。《类聚》全书三处载录了《王氏易简方》，其一是卷二十一"诸风门"如圣饼子条，其二是卷二十六"诸暑门二"五苓散条，其三是卷六十七"诸寒门"大己寒丸条。从这不多的资料看来，《王氏易简方》的"证治方剂"广泛地引证了王硕、施发、卢祖常诸家见解，且立论平和，言辞宛转。如"如圣饼子"条，其主治、用药、服法和药后变证处理，主要取法王硕，又引用卢氏寸金散、透顶散、四柱散、玉真丸等治疗头痛的方法，也引用施氏药饼制作、服用方法等内容，博采众家之长，使整个方药的运用和疾病治疗，都显得全面充实。虽仅三条，不足以窥全貌，但也可以说，此《王氏易简方》是永嘉医派诸医家学术思想的归纳总结，"类录四家而成编"的集成之作，即所谓"归一"。但也没有全本，丹波元胤说，"山本莱园尝辑为一卷，虽非完璧，使览者易于运用也"。"类录四家而成编"，无论如何其篇幅也应远大于任何一家之作，当然不止短短一卷，大约只相当于《医方类聚》的三条内容，不仅远非完璧，最多只能说是残编了。至于其作者，丹波曾有推测，以为"岂徐若虚所著者欤"。

得到王暐《续易简方脉论》之后，一切问题迎刃而解，此《王氏易简方》并非王暐《续易简方脉论》，当如丹波所推测，为徐若虚所著《易简归一》。由此而言，永嘉医派的学术传承在当时就已经传布到江西；联系陈无择四脉为纲说对江西崔嘉彦西原脉派的影响，这一说法应是可信的。

第六章　永嘉医派对后世医学发展的影响

一、古人对永嘉医派的评论

陈无择《三因方》之后，《易简方》系列著作先后问世，由于这系列著作既有其实用性，也正适应了当时医学界追求易简的风气，因而广受欢迎，竟至风靡一时，盛行域内。《处州府志》谓陈无择"作《三因方论》，研究受病之源，用药之等，医者宗之，其徒王硕为《易简方》，并三论行于世"；最早载录《易简方》的陈振孙《直斋书录解题》称《易简方》"其书盛行于世"，仅仅指出其书流行的事实而不评论臧否。类似的其他说法有，僧继洪有"今之为医者，所习多《易简》"。其后，刘辰翁则将《易简方》比之于儒家的四书，说："自《易简方》行而四大方废，下至《三因》《百一》《诸藏方》废，至《局方》亦废；亦犹《中庸》《大学》显而诸传义废，至《诗》《书》《易》《春秋》俱废。故《易简方》者，近世名医之薮也；《四书》者，吾儒之《易简方》也。"这一评论的要点有三：一是指明《易简方》对于医学界的价值有如《四书》之于儒家；二是《易简方》的基本方法削繁就简，由博返约，也有如《四书》之辑要提纲；三是医学界欢迎《易简方》的直接结果是导致大部头的四大方书及其他多种方剂学专著被废弃，这也有如《四书》流行而五经被冷落。这是非常难得的高度评价，三言两语就把意义、方法、结果都揭示明白，也暴露了当时学术界一意追求易简的浮躁心态。

后来，永嘉医派诸医家的学术矛盾日益突出，评论的中心议题转到臧否诸家，调和矛盾上来。僧继洪一方面引用施发有关三生饮的批评以批评王硕，又调和两家言论，以为王硕不拘脉之语出有据，"亦未为全不是"，而施发"辨脉尤未详，攻王之辞亦有强而夺理处"，各打四十大板，"诸师《易简方论》交相诋诃，各有偏枯"，各有不及。吴澄的评论比较中肯、全面、客观，其要点是，《易简方》有明显的局限，"非可通于久远而语于能医者流也"，受到施卢的批评也属理所当然，而增补其书的众医家也各有其理，但总不如言论微密，方剂该备的徐若虚。杨士瀛为王硕辩护，着重对于后人续作、批评发表评论，说："《易简方论》前后活人不知其几，近世之士类以春秋之法绳之，曰《易简绳愆》，曰《增广易简》，曰《续易简》，借古人之盛名以自申其臆说。吁！王氏何负于人哉！余谓《易简方论》，后学指南，《四时治要》，议论似之，自有人心权度存焉耳。况王氏晚年剂量更定者不一，日月薄蚀，何损于明？若夫索瘢洗垢，矫而过焉，或者公论之所不予也。"至明代，丹溪学说盛行于世，永嘉医派的学术影响已经式微，医学界对这个问题已经不感兴趣了。

二、永嘉医派与《和剂局方》的相互影响

《和剂局方》之学是南宋时期的主流医学，当然深刻地影响永嘉医派诸医家的学术思想；而永嘉医派也在某种程度上影响了《和剂局方》。

北宋太医局熟药所的成药处方集，经多次修订扩充，大观年间由裴宗元陈师文编集成《和剂局方》五卷，凡二十一门，二百九十七方。南渡后，绍兴、宝庆、嘉定、淳祐诸朝陆续增添补充，扩大为十卷，称《太平惠民和剂局方》。《和剂局方》是宋政府召集名医吸取历代经效名方，迭经试验，确认疗效，以官方医疗机构的标准处方集的形式颁布，并通过遍布全国的分局实施，因此具有极大的权威性和一定的实践基础，受到医学界及全社会的广泛欢迎。宋元之际，影响巨大，"官府守之以为法，医门传之以为业，病者恃之以立命，世人习之以成俗"，在

医学界形成"局方之学"。"局方之学"的基本特点有三：一，《局方》是隋唐至两宋迅速发展的医学实践经验的归纳提炼，是方剂学的由博返约；二，其基本理论仍墨守前人，照搬成法，毫无创新之意；三，用药方式上习用成药，习用辛香燥热。

永嘉医派与《和剂局方》的相互影响，主要表现在方剂相互转引运用上。《易简》诸书中出自《和剂局方》的内容比比皆是；而《和剂局方》后来所增添的内容中，也有不少是经广泛应用而被接受的《易简》诸书的方剂。如《和剂局方》首卷治诸风《淳祐新添方》中录王硕三生饮；而卢祖常最为常用的"诸风例"用方，如大圣一粒金丹、星附汤、三建汤、省风汤等，都出于《和剂局方》。

范行准先生归纳永嘉医派诸医家的学术特点时指出，"由于《局方》是官书，并极普遍，所以当时医家很受影响，几乎所有的医方都以'辛香温燥'之药为主要组成部分。最著的有陈言《三因极一病证方论》，虽以《金匮》'三因'为名而实发挥《局方》之学。其后有永嘉王硕的《易简方》，亡名氏的《校正注方易简方论》，孙志宁的《增修易简方论》等，于《和剂局方》并有阐发。然不久即由王硕之书引起论争的，则有硕之同乡卢祖常的《续易简方论》，施发的《续易简方论》，并含有批判《和剂局方》之意。如施氏原也是反对用《和剂局方》热药以治阳病的医家。但《和剂局方》是官修书，所以他只能曲曲折折的批判。"这段话非常敏锐地指出永嘉医派与《和剂局方》的关系，但也有若干不妥之处。首先，陈无择的《三因方》主张以因辨病，按因施治，从脉象、病源、病候入手，通过分析疾病临床症状，探知发病原因，归纳证候类型，推测病理机制，并以此作为论治的依据。这是理论上的创新，是方法论的进步，使方药简约而有章可循，虽然也运用大量成药，也习用辛温香燥，但与《和剂局方》不讲究辨证论治的根本弊端，自不可同日而语。其次，王硕及孙志宁更多地拘于《和剂局方》之学而不能自拔。如上文所述，备三十味生料药，有辛温燥热二十味之多，而三十方中，大多性质辛燥温热，寒凉泄热方竟无一个，孙志宁增修也未能脱离同样的窠臼。更主要的是，王硕追求"易简"，就其方法论而言，是《和剂局方》由博返约趋向的发展而达于极致的地步，可以讲更甚于《和剂局方》。至于施、卢二人，受《和剂局方》的影响，习用辛燥的特点，比起王、孙有过之而无不及，用方取自《和剂局方》，论证取法《和剂局方》，远未"含有批判《局方》之意"。从这一意义言，永嘉医派诸医家无力也无意摆脱当时的大环境，反而与《局方》息息相关。范老先生误解施卢"含有批判《局方》之意"，可能由于施发不满王硕"无问外感风寒，内伤喜怒，或六脉沉伏，或指下浮盛"都可服用三生饮的批评，如其言，"指下浮盛，其脉必浮而洪数，此即挟热中风之候，乌可投以乌附大热之剂？如或用此，是以火益火耳"。这些说法很容易误以为其反对"热药以治阳病"，而忽视了从整体上评价其学术思想。还有，卢祖常有《拟进太平惠民和剂类例》之作，内容似是对《和剂局方》的评判，但其书已佚，无法评价其学术思想，若仅仅就《易简方纠谬》而言，称卢祖常批判《和剂局方》似乎依据不足。

正由于这种学术思想上的共通，《易简方》系列著作可以说与《和剂局方》同命运，共兴衰。《易简方》盛行于宋元之际，与《和剂局方》的流行同步，直至朱丹溪《局方发挥》出而整个医学始一大变，"局方之学"被废止，刘、张、李三家之学大行于世，《易简方》系列著作也就无可奈何地走向衰落。这一事实也深刻地说明了二者间的密切关系。

三、永嘉医派对丹溪学说的影响

丹溪的医学理论上承刘河间，旁参李东垣、张子和，说本《内经》，而与当时盛行于世的《和剂局方》之学格格不入，他的《局方发挥》彻底批判《和剂局方》，终结了《和剂局方》独擅医界的局面。《易简》诸家既与《和剂局方》息息相关，自然与丹溪势不两立。但是，学术上关系并不如此简单，截然为二，而是有千丝万缕的联系。永嘉医派对丹溪影响主要体现在从气机着眼认识痰、郁诸证的病因病机，从而作为认病识病的重要内容方面。

首先，陈无择的"内因说"，注重从五脏的虚实寒热进行辨证论治，也注重"夫五脏六腑，阴阳升降，非气不生"，认识到气机在疾病病因中的重要意义，但着眼点在于七情病因，故进而言"神静则宁，情动则乱，故有喜怒忧思悲恐惊七者不同，各随其本脏所生所伤而为病"。王暐在《续易简方脉论》中提出气机顺畅为健康之本，气郁则百病生的观点，他说："脏腑者，气之主也，脏气为阴，腑气为阳，阴阳升降，百脉调和，一气不和，百病俱作。是病生于气也。"气郁则积聚变化，生痰生饮，从而变生百病。他说："七情变乱，厥于外者，满脉去形，郁于内者，积聚为饮。饮留胸中，无所不至，或为眩晕搐搦，痰潮不省；或为胸痞气短，心腹作痛。证候多端，无非一气。"这直接诱导产生了丹溪的痰证郁证理论。丹溪以为，痰、郁二证的病机中心是气，"气血冲和，百病不生，一有怫郁，诸病生焉，故人诸病，多生于郁"，戴原礼进一步发挥说，"郁者，结聚而不得发越也，当升者不得升，当降者不得降，当变化者不得变化也。此为传化失常，六郁之病见矣"，指出郁证的基本特点。而以气郁为中心环节，变生痰饮，"气郁为湿痰"，"因气成积，因积成痰"，变生百病。《丹溪心法》则引严用和之言，"人之气道贵乎顺，顺则津液流通，决无痰饮之患，调摄失宜，气道闭塞，水饮停于胸腑，结而成痰"，说明痰、郁的共同病机。我们知道，吴澄序《易简归一》曾言严氏之说剽取陈无择议论，本就存在渊源关系，就更可体会永嘉医派对丹溪痰郁证治学说的影响了。

当然，丹溪在痰郁证治方面更多创见，更多发展。陈无择郁证还只是囿于具体疾病如"气分"或"梅核气"之类，他说，七情之伤，"本乎一气，脏气不行，郁而生涎，随气积聚，坚大如块在心腹中；或塞咽喉如粉絮，吐不出，咽不下，时去时来，每发欲死状，如神灵所作，逆害饮食"。王暐则更多从病机角度来理解，自然就不局限于某一具体疾病了，他说："郁于内者，积聚为饮。饮留胸中，无所不至，或为眩晕搐搦，痰潮不省；或为胸痞气短，心腹作痛。证候多端，无非一气。"丹溪则广泛地以痰郁证理论来讨论疾病，如《局方发挥》所言"气之为病，或痞或痛，不思食，或噫腐气，或吞酸，或嘈杂，或膨满""饮食、汤液滞泥不行，渗道蹇涩，大便或秘或溏，下失传化，中焦愈停"，指出了气郁所致的多种疾病和证候；"自气成积，由积成痰，此为痰为饮为吞酸之由也"，"痰挟瘀血，遂成窠囊，此为痞为痛呕吐，为噎膈反胃之次第也"。《金匮钩玄》专立六郁和痰门讨论其病症治法，具体内容散见全书，以痰为病因病机的就在全书139门中占了59门。由此可见丹溪的痰郁证治认识更为深刻，在整个学术体系中的地位也更重要和突出。

其次，在对痰郁证的病因分析。陈无择以三因立说，以为气病均由七情内因，故称为"七气"，诸病"皆由七气所生所成"，立方曰七气汤、大七气汤等。王暐承陈氏余绪，也持七情致病说，他说："是病生于气也。气分七情，喜怒忧悲思恐惊：喜则气散，怒则气激，忧则气聚，思则气结，悲则气急，恐则气却，惊则气乱。此一性不宁，七情变乱"，则生诸疾。丹溪则以为无论内伤外感俱可致气血运行失常而为气郁痰饮之由，"或因些少饮食不谨；或外冒风寒；或内感七情；或食味过厚，偏助阳气，积成膈热；或资禀充实，表实无汗；或性急易怒，火炎上以致津液不行，清浊相干，气为之病"。丹溪尤重火热和虚损两途，"肺受火邪，气得炎上之化，有升无降，熏蒸清道，甚而至于上焦不纳，中焦不化，下焦不渗，展转传变"；或"若夫气血两亏，痰客中焦，妨碍升降，不得运用"，变生诸症。广泛的病因可以导致多种的疾病，所以丹溪的病因说与他对痰郁证的深刻认识相一致的。

第三是治疗方法。陈无择仅立七气汤、大七气汤二方分别治疗"气分"或"梅核气"，这自然与他囿于具体疾病有关。王暐则立快气饮一方以治"七情内伤，阴阳痞塞，停饮怔忡，积聚腹痛"诸病，药用枳实、桂心、半夏、沉香、香附子、乌药、人参、橘红，理气散郁化痰为主，通过加减变化以适应多种疾病。他还提出了"善养生者，以恬愉为务，以自得为心，精神内守，病安从来"的养生防病方法。丹溪的痰郁证治有丰富的治疗手段，是其杂病辨证论治的重要内容，已经形成了专门学说，从理法方药一致的基础上充实了中医学的有关认识，构成其学术体系的重要一环。这是陈、王或永嘉医派其他医家所无法望其项背的。

丹溪《相火论》是讨论内生火热的病因病机的专论，曾以非常遗憾的口气言及陈无择的《君火论》，丹溪说："以陈无择之通敏，且以暖炽论君火，日用之火论相火，而又不曾深及，宜乎后之人不无聋瞽也。悲夫！"其实陈无择之论君火，"乃二气之本源，万物之所资始"，成于人生之初，"则知精血乃成于识，以识动则暖，静则息，静息无象，暖触可知，故命此暖炽以为君火"，"主配于心肾，推而明之，一点精明，无物不备，是宜君火之用，上合昭昭，下合冥冥，与万物俱生而无所间断也"。对照丹溪《相火论》的说法："以位而言，生于虚无，守位禀命，因其动而可见，故谓之相"，"天主生物，故恒于动；人有此生，亦恒于动。其所以恒于动，皆相火之为也。"人能恒于动则是相火的功能表现，所以说，"天非此火，不能生物；人非此火，不能有生"，以此说明相火的生理意义。这些说法都与陈无择异曲同工，并无二致；《阴有余阳不足论》的相火，归于肝肾，上属于心，心动则火起精走，更是相近。但是，丹溪如此强烈地批评陈无择，除君、相的概念名称相异外，主要在于丹溪以相火论内生火热，"火起于妄，变化莫测，无时不有，煎熬真阴，阴虚则病，阴绝则死"，因而"其暴悍酷烈有甚于君火者也，故曰相火元气之贼"。其说本于《内经》"阳胜则阴病""壮火食气"之旨，申明内生火热的病机特点，是刘河间"五志化火"说的移植。这种认识是陈无择所没有的。因此，陈无择的《君火论》启兆丹溪《相火论》，而丹溪吸收陈氏某些观点，又发扬刘河间的火热论，形成了内生火热的理论。

　　当然，由于永嘉医派与《和剂局方》学术相近，不可避免与丹溪有所冲突。如王硕《易简方》据"夏月伏阴在内"的理论，以为"因食生冷以致霍乱，岂宜投以浸冷之药"；而丹溪《格致余论》有《夏月伏阴在内论》专篇评述以表示反对意见。又如，陈无择以秦桂丸治妇人无子，并以为其神效；施发《续易简方》承其说，以为久无子息，必常服秦桂丸可也，亦以为神效并如彼说。丹溪则以《秦桂丸论》专篇论述其非，以为秦桂丸之温热，"经血转紫黑，渐成衰少，或先或后；始则饮食骤进，久则口苦而干，阴阳不平，血气不和，疾病蜂起，焉能成胎；

纵使成胎，生子亦多病而不寿"，还导致"煎熬脏腑，血气沸腾，祸不旋踵"的后果，所以丹溪告诫，"以秦桂丸之耗损矣，天真之阴也，戒之慎之"。

不仅一二具体方剂的评论运用，《局方发挥》系统地批判了《和剂局方》，也很自然地冲击了永嘉医派的学术根基。如丹溪本诸河间"热极生风"之说来发挥中风病的新认识，对《和剂局方》所持的原有理论和方药运用提出强烈的批评，认为《和剂局方》认病识症不真，妄用香窜辛燥，多以治风之药至宝丹、灵宝丹、润体丸、三生饮等通治中风病有误；又喜一方通治诸症，不合辨证论治精神。这些方剂正是《易简方》系列著作所习用的，一方通治诸病也正是《易简方》的老毛病。所以，《局方发挥》出而整个医学大变，《易简方》系列著作也就无可奈何地伴随"局方之学"的废止而走向衰落。

四、永嘉医派与河间、易水学派的比较研究

河北的河间、易水学派活动的时间，大约在金代中后期至元初，刘河间从医最早，《宣明论方》成书于1172年，而陈无择《三因极一病证方论》成书于1174年；至最晚出的李东垣于1249年著成《脾胃论》，而孙志宁《增修易简方论》、施发《续易简方论》、王暐《续易简方脉论》分别成书于1241年、1243年和1244年。所以，刘张李三家主要活动于1170至1250年的80年间，正与永嘉医派活动同时。那么，永嘉医派与河间、易水学派的生长环境、学术成就、学术特点及最后结局又有何异同呢？对此进行比较研究，应是饶有兴味的。

1. 创新和守旧

刘、张、李三家有强烈的创新意识，都有敢于向权威挑战，敢于创新立说的信心和勇气，并由此带来"医之门户分于金元"的医界风气改变的直接结果。其要义在"立"，在"创新出异"，提出新理论、新方法。而永嘉医派诸医家面对迅速发展的医学实践经验的积累，既不能发扬光大陈无择的三因理论，又不能提出自己的新观点，囿于《和剂局

方》，只是由博返约，走简约之路，陷于守旧的代表。

刘河间不拘于《内经》"热病皆伤寒"的说法和《伤寒论》的热病治疗观点而创立"六气皆能化火""五志化火"的病因理论和"火热怫郁""亢害承制"的病机理论，在传统的麻桂辛温之外，另辟辛凉解表蹊径。他说，"余自制双解、通圣辛凉之剂，不遵仲景法桂枝、麻黄发表之剂，非余自炫，理在其中矣。故此一时，彼一时，奈五运六气有所更，世态居民有所变，故不可峻用辛温大热之剂。"《金史》总结他的学术特点说："好用凉剂，以降心火，益肾水为主。"后人将他与张仲景相提并论，"外感宗仲景，热病用河间"。刘河间和他的众弟子马宗素、葛雍、镏洪、穆大黄、荆山浮屠等，组成强大的河间学派，使中医外感热病学有了长足的进步。张子和"其法宗刘守真，用药多寒凉"，他和他的弟子麻九畴、常德、李子范等，倡言汗、吐、下三法攻邪，六气分证，后世以攻邪派目之，成为河间学派的重要分支。张元素有名言"运气不齐，古今异轨，古方新病不相能"，主张发展医学理论以适应实践需要，指导运用古方。他继承《内经》《中藏经》的脏腑辨证学说和刘温舒的运气研究成果，倡言五脏寒热虚实补泻，发展药性理论，以指导临床用药。其弟子李东垣倡导脾胃学说，重视内伤外感之辨和饮食劳倦病因，惯用补脾益气、升阳散火诸法，后世目为补土派。王海藏探索阴证治疗，罗天益著《卫生宝鉴》，都遵从顾护元气的师传传统，形成具有鲜明特色的易水学派。所以，河间、易水学派的特点是创新、是出异、是发展、是进步，都取得了可贵的有划时代意义的学术成就。《四库全书总目提要》序"医家类"曰："儒之门户分于宋，医之门户分于金元。观元好问《伤寒会要序》，知河间之学与易水之学争"，把两大学派的争鸣视为医学新时代的标志，正说明这种创新精神和成果得到了后世的承认和赞同。

南宋医学是《和剂局方》的一统天下，重方药而轻变通，守古法而少创新，平庸平淡。永嘉医派面对迅速发展的医学实践经验，缺乏理论勇气，缺乏创新精神。陈无择的三因理论是一种创新尝试，但仍与实践有一定距离，病因理论只是停留在疾病分类上，而且这种分类还算不上准确，指导临床立法、处方、用药，并不甚切合。所谓“近代医方，惟陈无择议论最有根柢，而其药多不验”即应指此。而王硕非但谈不上创新发展，一味追求易简，虽盛行一时，在当时就被人认为“非可通于久远”。孙志宁的增修，施发的续作，卢祖常的纠谬，王暐的归纳总结，都只是补缺修漏，哪里能支得起理论创新的大厦。尽管永嘉医派已经站在南方医学的最前列，代表了当时的最高水平，但是仍无法改变整个学术形势，只不过是一潭死水中激起的几点涟漪。与北方刘、张、李诸家蜂起，朝气蓬勃，活跃热烈的理论氛围相比较，显得如此苍白无力。这是永嘉医派与北方两大学派的根本区别所在。

2. 思维方式

五运六气是宋代医学理论探索的一项成果，刘温舒著《素问入式运气论奥》《运气全书》，并以《刺法论》《本病论》作为遗篇附于《素问》之后；《圣济总录》列运气于卷首，并予以着重论述，其实质都是对极大丰富了的医学实践进行新的理论研究和探索的尝试。河间学派以此作为理论武器和论证工具，进行理论探索和逻辑推衍。刘河间创造性地运用五运六气作为疾病分类的纲领和逻辑推导的说理工具，其“六气皆能化火”“五志化火”的病因病机学说的理论基础是五运六气和“亢害承制”论。刘完素《原病式自序》谓，“医家之要在于五运六气，《素问》以下有关造化玄奥之理，未有以详其说者”；又说，“识病之法，以其病气归于五运六气之化，明可见矣”。因此，以《内经》病机十九条演绎推广，“以比物立象，详论天地运气造化自然之理二万余言”，这即是《原病式》之由来，以此“绪归五运六气而已，大凡明阴阳虚实无越此法”，“以此推之，则识病六气阴阳虚实几于备矣”。由此构成其火热论的核心。张子和也习用五运六气来解释病理。虽说这种思维方式尚属不成熟、不完备的探索和尝试，机械的干支划分和运气转换自然与临床实践存在不小的差距，对许多问题的解释未免失于牵强。但毕竟使医学新理论有了一个思维、解释的工具，从而使“火热论”有了稳固的基础。

永嘉医派的思维方式就简单多了。陈无择讲究辨脉辨证，区分病因，从脉、因、证、治的各个环节上，进行分析、归纳、综合，运用逻辑思维程序进行临床辨证。王硕抛弃了脉象、证候，只取"外候兼用"，即无论"病或相类而证大不同"，还是"证大不同而外候则一"，都是一方统治。这种"易简"，不仅是医疗方法处方用药的简化，也是思维过程和思维方式的简化，仅仅根据外候，即疾病的现象就可直接处方用药，临床思维过程是非常肤浅和简单的，甚至连最起码的分析过程也被省略了，把极为复杂的临床医疗如此简单化，受人垢病也就在所难免了。

以上是永嘉医派与河间、易水学派在学术特点方面的比较，属内在性质的差异；以下则是学术环境的比较，属外在条件的差异。

3. 天时

医学学派存在的天时，主要包括两方面的内容，一是整个社会环境、时代特征；一是中医学术发展的时代特征。

河北的河间、易水学派活动的一百余年间，北中国战乱频仍，社会动荡，经济凋残，人民流离失所，饥饱失时，瘟疫频发，自然大不利于医学的发展进步。但是，医学的发展有其内在的规律性，由于隋唐以来医学实践的长期积累发展，由于北宋王朝对医学进行了大规模的继承整理，为三家之学的理论突破创造了基本条件；而且，战争倾覆了北宋王朝，也摧毁了和剂药局，避免了《和剂局方》独擅医坛的局面，制造了有利于新理论、新思想生长的土壤，这也是三家之学得以产生的另一重要条件。但是，异族统治，战乱不已，摧残了社会生产力和经济文化事业，也使得河间、易水学派的学术繁荣无力持久，有如昙花一现，后继乏人乏力，很快就败落下去了。古人亦以天时之异来解释学派学术观点的差异，葛应雷说，"医当视时之盛衰为损益。刘守真、张子和辈，值金人强盛，民悍气刚，故多用宣泄之法；及其衰也，兵革之余，饥馑相仍，民劳志困，故张洁古、李明之辈多加补益；至宋之季三医者，大抵务守元气而已。"后来亦有类似说法。但刘、张与张、李诸人年岁相近，时代、地理环境基本相同，这种说法并不正确。

除了在北宋末年的短暂战事曾有影响外，南方基本维持了数百年的和平局面，经济日趋繁荣，文化日益发达。这种"得天独厚"的优越条件是永嘉医派兴盛的基本环境，也是北方三家所无法比拟的。但南方在如此优越的环境条件下竟不能产生三家之学的医学新理论，则也是同一"天时"造成的：宋室偏安一隅，《和剂局方》地位稳固，百余年间增设药局，多次修订增补，推广运用，更加强了实际应用地位，形成强大的习惯势力，以致禁锢思想，限制创新，不仅使南方医学在安定的社会环境里远远落后于北方；更因为南北对峙，文化隔绝，医学亦无法沟通，竟然对北方日新月异的理论突破了无所知，直至蒙古铁骑席卷全国，才打破了这种局面。陈无择虽有过三因理论的探索以追求学术创新，但总体上讲《和剂局方》的学术统治并无动摇，《易简方》系列著作的学术传统仍守《和剂局方》一线。这使江南医界落后于北方一百余年，而这百余年更使《和剂局方》弊端毕现，变得与发展了的形势格格不入，陷为守旧的代表，它窒息了创新的萌芽，而成为医学发展的障碍，也激发了医学界寻求变革的决心和行动，直接导致元代丹溪《局方发挥》的问世。

4. 地利

河间、易水学派活动于南北分裂的金元时期，自然范围不广，只局限于冀南豫北的一小块地方。《青岩丛录》载，"李氏弟子多在中州，独刘氏传之荆山浮屠师，师至江南，传之罗知悌，南方之医皆宗之。"亦即经荆山浮屠、罗知悌至丹溪，北学南渐，再经丹溪学派的广泛传播而遍及全国。但是，就河间、易水学派本身而言，其分布区域是非常狭窄的。

谈到地利，必须一提的是，金元时期北方战乱频仍之际，却唯有一方安定兴盛的绿洲，这就是真定。可以说，河间、易水学派尤其是东垣及其诸弟子得此地利而成就其医学事业。真定自隋唐以来就是北方的交通枢纽，既是东西南北的陆路交通要道，又有滹沱河东西水运之便，所以商业相当发达。《河朔访古记》说："真定路之南门曰阳和，其门颇安固……左右夹二瓦市，优肆倡门，酒炉茶灶，豪商大贾，并集于此。大抵真定极为富丽者。"史载，成吉思汗时的著名将领、元世祖忽必烈的丞相史天泽父子祖孙三代人拥有一支强大的武装力量，控制真定几十年，坚持爱护百姓，涵养民力的政策，竭力排斥异族统治阶级的破坏干扰，确保了真定一地的安定繁荣。真定又是北方的文化中心之一，宋以后，又成为契丹、女真、蒙古等少数民族与汉族文化的融会处。早在1170年，南宋诗人范成大出使金国，途经真定，就颇为感慨地说，"虏乐悉变中华，唯真定有京师旧乐工，尚舞高平曲破。"他还专写了一首真定舞的诗。而史天泽在真定当权时则不断丰富了这里的文化因素。他参加了灭金之役后，将十多万中州流亡百姓迁移安顿在真定，"故汴梁、郑州之人多居真定，于是有故都之遗风焉。"金亡前后，北方名士多流寓失所，史天泽保护文化的政策实为众望所归，"知公好贤乐善，偕来游依"。曾为李杲、王好古之师的王若虚、后来作了著名的《伤寒会要序》的元好问，以及李敬斋、白华等大批文人学士都来投奔史天泽，从而使真定成为文人荟萃之地。在这样一个政治上有强大的保护伞，经济上相当繁荣，文化上又有那么多文人聚集，真定成为易水学派的中心和摇篮，也是顺理成章了。这也可能是东垣弟子王好古、罗天益还颇多成就，延祐间杜思敬还有能力为之编纂中国第一部医学丛书《济生拔粹》，而河间、子和弟子却基本默默无闻的原因所在。真定成为北方战乱"沙漠里的绿洲"，给河间、易水学派，给李氏师徒提供了地利，提供生存的环境。

如第一章所阐述的，南宋时期的温州，虽偏处一隅，但经济、文化发达，工商业兴盛，城镇繁荣，社会分工深化，流动人口增多，知识分子队伍发展和分化，这些都给永嘉医派的成长提供了最为优越的"地利"条件。北方两大学派的成长环境也进一步说明，安定的社会实是医学繁荣进步的基本条件。

5. 人和

这里所说的人和，指学派内部的人际关系及存在的人际环境，也应包括当时人文科学对医学的影响和作用。

永嘉医派诸医家都尊崇陈无择，都尊崇《三因方》，但在阐述具体的学术观点时却各取所需，各有主张。王硕以"易简"为法，虽大量收录《三因》方剂，但并不注重三因分类的基本方法，卢祖常批评王硕

"唯抄先生所著《三因》一论，便谓学足，无病不治而去"，并不能继承师道学说，意即在此。孙志宁增修《易简方》，追随王硕亦步亦趋，并无二致。施、卢的著作针对王硕的学说立论，卢书虽时时提及陈无择，却只是作为批评王硕的工具，而不是发挥其学的内容。所以，陈无择虽定为一尊，只是学派的精神偶象，抽象肯定，具体则被架空，被游离于永嘉医派学术论争的圈子之外。这是永嘉医派医学理论方面苍白无力的表现之一。

　　永嘉医派以学术对立的形式构成学派内部的人际关系主干，这也是绝无仅有的事。《易简方》既简且易的编辑特点使其不能完全切合临床运用的要求，孙志宁的增修、补充就在所必然；施发温言讽刺，规其过失，补其不逮；卢祖常则严词推鞫，极力攻讦，立论"纠谬"，逐件纠剔，一一抨击，言辞激烈，有时迹近谩骂。这种尖锐的对立确实前所未有，以致后来合刻《续易简方论》二书的日本张惟直也大惑不解，"此以同里之人，攻同时之人，抑亦奇矣"。这对于讲究"中庸""和谐"的中国学术界，确是难以接受的。

　　相形之下，河间、易水学派就不同了，刘河间、张元素、李东垣作为学术带头人的地位是不可动摇的，众弟子尊崇乃师，发挥其学，构成坚强的学术派别。河间弟子如穆子昭、董系、马宗素，虽著作无存，事迹无闻，若葛雍编《伤寒直格》，镏洪编《伤寒心要》，常德编《伤寒心镜》，则发挥"火热论"观点，均传河间之学；易水学派张元素、李东垣的弟子如王海藏著《阴证略例》《此事难知》，罗天益著《卫生宝鉴》，都阐述脏腑论治，脾胃学说，元延祐二年，杜思敬将他们的著作汇编成《济生拔粹》一书，序曰："洁古之书，医中之王道；云岐子璧为其子；东垣、海藏，宗其道者；罗天益，绍述其术者。其要以扶护元气为主，谓类王道，良有以也。"所以，河间、易水是一个既有坚强的学术核心，又有明确、先进的学术课题，团结一致的学派，这是永嘉医派远远不能企及的。

　　但是，学派生存的人际环境永嘉医派要远胜于北方的两大学派。陈无择深受温州群众的欢迎，"乡之富贵贫贱，皆所共闻"；王硕受退休丞相之托而著书,"今世士夫孰不爱重";孙志宁籍医术而交结公卿缙绅（据卢祖常批评之语"志宁自恃专司命之权,胁诱公卿之重名,锓于梓板,以华其传;吐写庸盲之厉气,播诸缙绅,以虚其誉)。可见与当时的环境是融洽的,这是其学盛行一时的重要条件。还有,以叶适为代表的主张事功的永嘉学派,更直接促成永嘉医派的产生。崇实务实的社会思潮形成,使归于巫卜星相之"下九流"而为士大夫所不屑的职业医生受到人们敬重。这也是学派生长的重要环境条件。

这种"人和"条件看来是北方两大派所缺乏的。他们生活的年代正是金元异族统治之时,出于民族气节,自然不会与统治集团有所交往。张子和性格高傲,"不接众工",曾一度入太医院为太医,旋即为人所诬而去。元好问《伤寒会要序》说,李东垣"世以赀雄乡里,诸父读书嘉宾客,所居竹里,名士日造其门",但又说,"士大夫或病其资高骞,少所降屈,非危急之疾有不得已者,则亦未始谒之也",其人际关系也并无所长。因此,河间、易水学派的生存环境缺乏融洽的"人和"关系,他们只是凭借顽强的理论创新生命力而冲破重重障碍,在极其艰辛的环境条件下成长起来的。

6. 南北学派的关系、地位和兴衰原因

永嘉医派和河间、易水学派,一南一北,同时活动,兴旺一时。但由于国家分裂,南北对峙,文化隔绝,医学也同样无法沟通。南北两大派都是在各自的环境条件下成长起来的,互相之间似乎并无直接联系和交往,但细细思索,二者关系有二:一是新旧对立,二是新学战胜。如上文多次谈到的,面对晋唐以来迅速发展积累的医疗实践经验,医学界出现了两种发展趋向:一是在丰富的实践经验的基础上进行总结提高,从中发现疾病发生发展的新规律,探索防病治病的新途径、新方法,使原有的中医基本理论更丰富,更深入,更提高一步以指导日益发展的实践。河间、易水学派即是这一发展的代表。一是对众多的方药进行筛选鉴别,确认疗效,使漫无边际的方书由博返约,《和剂局方》就代表了这种趋向,而永嘉医派的医事活动就是遵循这一方面而发展至极致地步。虽然双方并没有任何的学术交流和理论交锋,但这种新旧对立

仍然。

北方的河间、易水学派活动的时间，大约在金代中后期至元初，刘、张、李三家之后，1266年罗天益辑《东垣试效方》，1281年著《卫生宝鉴》，1308年王好古逝世当年著成《此事难知》，众弟子活动至此，则学派也就寿终正寝了。可以说，在刘、张、李一代，理论的创新突破开创了一个新的时代；但这种学术繁荣有如昙花一现，后继乏人乏力，众弟子守成不足，创新无力，学派很快就衰落下去了。但是，新学并未消亡，王祎《青岩丛录》说："李氏弟子多在中州，独刘氏传之荆山浮屠师，师至江南，传之罗知悌，南方之医皆宗之。"心香一脉由罗氏传诸丹溪，三家之学便由北而南，而得发扬光大。丹溪受三家之学于罗知悌，取其长而去其短，更参以江南地土卑湿，湿热相火为病甚多的地理特点，提出相火、阳有余阴不足之论，且在杂病的气血痰郁火辨证论治方面有独到造诣，从而卓然成一代大家。丹溪最重要的历史贡献便是彻底摧毁了《和剂局方》独擅医界的霸方地位，改变了医学界风气，开创了一个崭新的时代。《局方发挥》系统地批判了《和剂局方》，作为《和剂局方》的同盟者同路人的《易简》之学也就不可避免地受到冲击，永嘉医派的学术根基被彻底动摇。认病识症不真，妄用香窜辛燥，一方通治诸症，不求辨证论治，是《和剂局方》的根本弊端，也正是《易简方》的老毛病。所以，《局方发挥》出而整个医学大变，《易简方》系列著作也就无可奈何地伴随"局方之学"的废止而走向衰落，最终至于学说湮没，著作散佚，在中医学术界悄无声息的地步。这也正是刘张李三家之新学假丹溪之手而战胜永嘉医派之旧学。自此之后，丹溪之学成为主流医学，开创了一个医学新时代，医学理论迅猛发展，实践取得长足进步，出现了崭新局面。《四库全书总目提要》把"河间之学与易水之学争"，"丹溪之学与宣和局方之争"视为"医之门户分于金元"的标志，四大要素中河间、易水、丹溪之学是新学说新理论的代表，是开创"医之门户"的胜利者，而宣和局方及其盟友永嘉医派和《易简》之学，是旧学的代表，是不适应新时代最终归于消亡的一派。

从以上的比较分析可以得出结论：永嘉医派的最终消亡，《易简》

之学不能持久，系列著作散失亡佚的根本原因在于其内因——理论陈旧，方法落后，跟不上医学的发展而在新形势前惨遭被淘汰的命运。河间、易水学派的终结，则完全取决于外因——环境不宜。异族统治，战乱不已，政局混乱，经济凋零，"陕西上户多弃产而居京师，河东富人多弃产而入川蜀，河北衣被天下而蚕织皆废，山东频遭大水而耕种失时"，这使得北方两大派失去了基本的生存环境，其繁荣也就有如昙花一现，后继乏人，很快就衰落下去了。但是，新生事物毕竟具有顽强的生命力，由荆山浮屠而罗知悌而朱丹溪，发扬光大，终至风行全国，开创了一个崭新的局面。

五、宋元时期的影响：《寿亲养老新书》

元大德中邹铉续增陈直《养老奉亲书》为《寿亲养老新书》，其卷二之《集方》"今所续编，亦皆据平日见闻，为老人对证处方者品列之"，主要搜集宜于老人服用之方。其首载"天下受拜平胃散"，功用"常服温养脾元，平和胃气，宽中进食。仍治脾胃不和，鬲气噎塞，呕吐酸水，气刺气闷，胁肋虚胀，腹痛肠鸣，胸膈痞滞，不欲饮食"，并谓"老人尤宜服之"。陈无择由平胃散而"悟人身四时以胃气为本，当以正正气，却邪气为要"，永嘉医派诸医家《易简方》系列著作，都详细记载了"余使君平胃散"的独特的炮制方法。卢氏《易简方纠谬》谓"有用麻腐煮苍术取其润者，以受拜平胃散名"；施发《续易简方论》谓"陈总卿华父录《经验方》，以此药入姜枣煮透，使滋味相和，与众不同，兼厚朴经煮油去，又易料理，名为天下受拜平胃散"。此方炮制方法更为精致，节制原方燥烈之性，"滋味相和而美，与众不同，所以为佳"，而尤宜于老人。邹铉承继永嘉医派"正正气，却邪气"的思想而运用"天下受拜平胃散"于寿亲养老，其家又刊行《易简方》大字本，辑录《易简方》的缩脾饮、降气汤、调气散及成药养正丹、来复丹、震灵丹、红丸子等方，还讲是"兹不赘述本方"。所以，永嘉医派对邹铉《寿亲养老新书》是很具影响力的。

六、江阴缪问的《三因司天方》

清代乾嘉间，江阴龙砂姜氏世医之姜健，字体乾，号恒斋，治病神效，其处方用药，无问内外气血，每于《司天方》中或采取数味，或竟用全方，然后杂以六经补泻之品，治病有奇功。同邑缪问字芳远登堂造请，知其秘术，窥其底蕴，于是录其本而归，编纂整理为《三因司天方》。其书嘉庆二年问芝堂刻本卷端题署：宋陈无择三因司天方，后学兰陵缪问芳远氏释，门人吴门谷勇立、琴川戴步瀛仝校；今《全国中医图书联合目录》载录其书，署名作：宋陈言无择撰，清缪问芳远释；2005 年中国中医药出版社收于《陈无择医学全书》校注排印出版，亦同。这说明缪问之书源自陈无择。

陈无择论述五运六气的理论及其证治见于《三因极一病证方论》卷五之后半，包括《五运论》《五运时气民病证治》及《六气叙论》《本气论》《六气时行民病证治》《六气凡例》等系列篇章，构成其三因学说之外因论的重要内容，其中有关五运六气所致民病证治二篇十六方，前所未有，最具独创性。《三因司天方》取材于此而成书，但世无传本，其书凡例言，明初戴元礼曾叙其方而未曾刊行，但未有确切依据，似仅是传闻之言。朝鲜许浚《东医宝鉴》载有《三因》"五运太过不及"十方与"六十岁运气主客及民病"六方，而于客气之加临毫无加减，其方药味分两亦有不同，并非《司天方》亦明。姜健之《司天方》由何而得？独家秘传，还是取法《东医宝鉴》，或直接辑自《三因》，不得而知，但传承陈氏学术则无疑义。

缪问编纂整理姜健之本成《三因司天方》，以《五运论》为《司天方原叙》，直接说明其学术渊源所自；其中心内容"天干诸方"即六甲年附子山萸汤、六乙年紫菀汤、六丙年川连茯苓汤、六丁年苁蓉牛膝汤、六戊年麦冬汤、六己年白术厚朴汤、六庚年牛膝木瓜汤、六辛年五味子汤、六壬年茯苓汤、六癸年黄芪茯神汤，凡十方，承《三因方》原书之《五运时气民病证治》，分别以土、金、水、木、火五运之太过、不及，说明运气异常，六淫邪气流行，百姓为病，病状各异，各自立方以治。各方之下以"缪问曰"详加阐述，论病议药，莫不引经据典，"言病必本诸《内经》，言药必衷诸《本草》"，发挥陈无择的运气说。同样的方法，取《三因方》之《六气叙论》为《六气论原叙》，取《六气时行民病证治》的正阳汤、备化汤、升明汤、审平汤、静顺汤、敷和汤六方及其六气变化，治疗时行民病。后附五运图、五运主运图、天地六气图、六气主气图、二十四气图、逐年客气之图、司天在泉间气图等十二图说，以阐述运气学说。全书保全了陈无择运气说的结构和原意，尤于其独创的支干十六方多所发挥和推崇，还吸取了张景岳运气论说的部分内容。江沅撰序总结了缪问传承《三因》运气说的成绩，说："宋陈无择推本《素问》，立天干十方、地支六方，见证用药，条分而缕析之。过与不及，治而平之，本气以正方治之，天气加临，复分病证而加减之，其精详醇备蔑以加矣。"其说冷落数百年，未能发扬光大，缪问"悯陈氏之学久失其传，以游艺之余疏通而解释之，复以生克运化之际论说，未能遽详也，绘图以明之"。严昌曾跋亦言，"陈青田先生会《内经》之旨，参天之理，尽地之义，制支干一十六方以示来学，用之得当，如鼓应桴"，"自有《内经》以来，开千古不传之秘，惟此支干十六方，推而广之，存乎其人"。二人都恰当地评价了缪问传承陈氏学术之功，也说明《三因司天方》是永嘉医派传承的产物。

第七章　永嘉医派的著作在国外的
传播和回归

　　永嘉医派的著作传播国外，在韩日盛行，广受好评，一再钞录、再版，并节录于《医方类聚》《杂病广要》等大型医学类书，永嘉医派的文献遗存由此得以保留，使六百年后的今天仍能重现世间。除陈无择的《三因方》国内版本与日本版本并存外，《易简方》系列著作国内久已亡佚，现存版本均为日本版本，没有日本版本的回归，永嘉医派即无重见天日的机会。所以，考察永嘉医派的著作在国外的传播是极有意义的工作。

一、《三因极一病证方论》

　　《三因方》国内现存的最早版本是南宋刻配补元麻沙复刻本和元刻本，日本刻本则有宽文二年（1662）刊本、元禄六年（1693）越后刊本和平安书林橘枝堂刻本、文化七年（1810）平安书林尚书堂刻本、文化十一年（1814）石田治兵卫刊本等。

　　日本《经籍访古记·补遗》载录《三因极一病证方论》十八卷，医官河野氏所藏小版小字的宋椠本，并据卷中"宋"字上空一格，断定为宋末刊本。涩全善、森立之对于这个宋本很是看重，认为清人所见只是传钞本，"而皇国全然有此秘笈，亦足以贵重矣"。对比日本所藏的元刊本、元南溪书院旧钞本、道光二十三年蔡载鼎刊本等，也认为"竟不如皇国所传之善也"。《经籍访古记》引述河野氏家乘说明此宋本来源："文禄之役，始祖通幸从筑前中纳言隆景在军，此其所获云"，即得之于

1592～1598 年间的日本侵朝的"文禄之役"。可以推测，宽文二年本或即此宋本的重刊本。元禄、文化又有多种日本刊本，可见《三因方》在日本流传颇广。

《三因方》自南宋初刻，后收于《四库全书》，近代亦有多种石印本，国内一直流传。《经籍访古记》所载的宋本多次重刊流传，影响日本的汉方医学发展，也为国内的《三因方》研究提供了非常珍贵的版本。

二、《易简方》

《易简方》在明后期时国内已经亡佚，然在日本仍有流传。早在日本嘉历（1326—1329）年间，侍医娓原性全著《万安方》六十四卷，集载内容极为广博，其所援引古方书百余家，即引用了《易简方》。

日本流传版本有元刊郿山是春堂本、四明杨伯启纯德堂重刊本等中国传日版本，也有以此二本对校而成的日本永正四年（1507）抄本。聿修堂又藏有此抄本的影印本，且将原书一卷按内容分为三卷，卷末云"永正四年丁丑五月十二日书写毕"，有明确的抄写时间。聿修堂还藏有天正八年（1580）的抄本，则仍是一卷的原貌。众多的版本收藏、流传，引述于大型方书，可见《易简方》在日本的传播颇为广泛。

延享、宽延间（1744—1751），医生兼藏书家望月三英很是推崇此书，以为"其法易而方简，对证施药，运用之妙，犹于指掌"，而因"未观此书，久已为遗恨耳"，四处寻求而不得。后读平安甲健斋《医方纪原》，得知其家独藏，千方百计通过他的学生丰玄甫借到此书，而抄录副藏。其门人望子鹄得见，认为是世上罕见的珍本古医书，应重刊以便流传。征得健斋同意，经望子鹄校正，石华子手书，由东武画月鹿门子撰序，于宽延元年（1748）由户仓幸兵卫刻于生白堂。这是日本最早的刊本，也是目前国内所能见到的最早版本，且仍保留"易简方"原名。宝历三年（1753），望月三英又将其收录于《医官玄稿》，进一步传播和推广《易简方》。望月三英，又作望三英，字君彦，号鹿门山人，出身于行医世家，为当时著名侍医。其博览群书，勤于著述，精研汉文医籍，除刊刻《易简方》外，尚多次刊刻汉文医籍，积极传播和推广汉方理论与方法，在当时颇具重要影响力。

安永戊戌（1778），"典药寮医员从五位下长门守"和气朝臣惟亨得望月三英宽延元年本《易简方》，认为此书"可谓能得用方之口诀"，为后世诸方之来源，"世宝之不可阙"而"冀此书之长昭于世也"，很是推重其价值。惟亨为《易简方》做了三方面的工作：一是"明其所原"，大略推断成书于宝庆、淳祐间。二是两次刊刻其书，安永戊戌得书，重刻于世而被火，原已放弃，考虑到"惟此书后世为方原者不少，则世宝之不可阙"，故于文化十四年丁丑（1817）再次刊刻，由观宜堂发行重刊本。惟亨《易简方序》曰："予昔得之安永戊戌之岁，刻之再行于世，又罹天明戊申（1788）之火，何此书受祝融之祟甚乎？于是舍而未补刻。然熟惟此书后世为方原者不少，则世宝之不可阙，故再起愤校正其所误，明其所原，标记之，新镌之。"三则"校正其所误，明其所原，标记之"，以眉批形式添加按语，主要包括三方面内容：一是"校正其所误"，如"白通汤治少阴病下利方也，本论有葱白，此书脱之，大误"；附子汤下批"凡辑录方者，先举古方，而后可及后世，此方本论无官桂、甘草，然不论其理而漫加之，失古方旨者，何乎"？二则"明其所原"，如三生饮方下，"《医垒元戎》举此方引《易简方》，则以此书为原方，凡中风者数十种，如此方则治痰厥卒倒之要方也"；参苏饮下"此方以此书为原方，加木香者，系加味也，而后世总收入木香者，盖不知所原也"。三则"标记之"，即注释其义，如真武汤下的寒热证，惟亨眉批曰："此言寒热病者，似指劳热，古人或虽曰寒热注病，未普称，则宜称劳热而可也"；增损缩脾饮下"庸雇之人"，惟亨注释为"庸，佣也，佣，齐楚奔走者也"。惟亨对《易简方》在日的流传，其功颇巨。

以上这些版本的《易简方》已非王硕原本，已经后人修订，所以题为《校正注方真本易简方论》。"校正注方真本"的校注者做了大量的工作，惜湮没无闻，诸本只能以亡名氏称之。故丹波元胤《中国医籍考》载录王硕《易简方》一卷，"佚"；又载录亡名氏《校正注方真本易简论》一卷，"存"。

光绪十三年（1887）冬，瑞安孙诒让于沪上书肆购得望月三英重刊的巾箱本，归呈其父，孙衣言得书，惊喜累日，亲为跋文《书王德肤〈易简方论〉后》，拟重刻刊行，不料病逝而止。孙诒让为"仰成先志"，完成其父遗愿，着手校正，改注文为小字，至光绪戊戌（1898）完成，由东瓯戴氏咏古斋刊行。孙诒让并书《易简方叙》记叙其事，且言"倭中所传，皆吾乡宋元医家佚书，俟更访求，赓续刊之，亦先君子之志也"。由此，失佚已久的《易简方》又在国内重新流传。失之于中土，得之于东瀛，这不仅是医界学林一大美事，也是中日文化交流史上的一段佳话。

三、《增修易简方论》和《伤寒简要》

《增修易简方论》又名《增品易简方》或《增损易简方》，也有称《孙氏易简方》者，国内所有的目录学均无著录，《经籍访古志》也不著录，而《中国医籍考》注明已佚，大约确已失佚。但是在朝鲜、日本的流传过程中，收入大型类书《医方类聚》《杂病广要》之中，留下若干蛛丝马迹。

《医方类聚》是中朝医方之集大成者，全书 266 卷，存世 262 卷，汇辑了中国唐宋至明初的著名医书 152 部及朝鲜本国医书《御医撮要》，共计 153 部，载医方 50000 余首，被为"医籍之冠、方术之大观"。朝鲜世宗李裪二十五年（1443 年）下令，金礼蒙等奉勅编纂，历时 3 年完成，又经全面校正，成宗李娎八年（1477）初次刊印。16 世纪后期传入日本，在江户幕府医官喜多村直宽主持下，补充篇目，日本文久元年（1861）重刻，为《御修医方类聚》。此巨著为中国医学在韩日的传播发展作出了重大的贡献。《增修易简方论》节录于《医方类聚》，如其卷八十一，《头面三》有"搐鼻药：治头痛及目睛疼。生乌头一钱，白芷四钱，右细末，令先含水，次用搐入鼻中。一方每服一字，茶汤调服。或患眼睛疼者，先令含水，次吹此药入鼻中，其效尤验。治眉心及眉梁骨疼者，痰饮也，宜用二陈汤煎饮，吞下青州白丸子最验"。卷一百八十五《失血门》载"治大人小儿脏毒便血，五苓散加茅根、香附子、枳壳，并炒过，细末和匀，每服二钱，米饮调下"；又载"独圣散治诸证下血。乌梅一味，烧存性灰。右末，米饮调下一大钱，空心时"，却是据《澹寮方》引《增品易简方》而来，有不同来源。

　　《医方类聚》全文辑录孙志宁《伤寒简要》，也辑录卢祖常《辩孙氏伤寒简要七说》《五说》，兼收并蓄，既有孙氏的《简要》基本内容，也有卢氏的批驳意见。后日本张惟直说，"《医方类聚》载孙说，较卢所引颇为精详"，故重刊施发《续易简方论》时，也收作附录，题为《孙氏增修易简方伤寒简要十说》。

　　《杂病广要》是日本丹波元坚（1795—1857）汇纂诸家论说而成的杂病学著作，采摭书目三百余种，凡四十卷，分外因类、内因类、诸气病、诸血病及脏腑类，共五类，各类又包括若干门病证，共计七十三门。书约成于嘉永六年（1853），安政三年（1856）作者撰序，庆应二年（1866）日本跻寿馆活字局刊行。作者丹波元坚，字亦柔，号茝庭，出身汉方医学世家，曾任江户医学馆教谕、督事以及幕府医官，并获法眼、法印称号。《杂病广要》卷十八《诸血病·大便血》载录一条，"治肠风脏毒便血等疾，温州枳壳不以多少，右逐个刮去穣，入去壳巴豆一粒，以线扎两片，合定，银石器内米醋煮，枳烂为度，洗净去巴，只以枳锉焙为末，醋糊为丸绿豆大，每服三十粒，空心蜡茶清吞下，病愈住服。痢疾亦可用。初患则留巴少许亦可。"内容与《医方类聚》卷一百八十五《失血门》据《澹寮方》所引《增品易简方》同，可见丹波元坚是通过《医方类聚》间接引述《增修易简方》的，但《杂病广要》"引用书目"明确列有"宋陈言《三因极一病证方论》、宋王硕《易简方》、宋施发《续易简方》、宋卢祖常《续易简方后集》、宋王暐《续易简方脉论》"，可见永嘉医派的学术著作仍是其书采辑的重要目标。

　　《医方类聚》《杂病广要》对永嘉医派学术著作的采辑，扩展了永嘉医派的学术影响，从二书辑得《增修易简方》条文，结合亡名氏《校正注方真本易简方论》、卢氏《易简方纠谬》所载，裒集成书，努力恢复《增修易简方》的原貌，虽十不及二三，也难能可贵，结合《伤寒简要》，也足以看出孙氏学术思想的轮廓来。永嘉医派学术著作东传又回馈故土的曲折经历，也是东亚文化交流的成果。

四、《续易简方论》和《易简方纠谬》

这两本书国内各种目录学著作均不著录，唯见诸日本《经籍访古志》。二者原有日本金泽文库宋板，但深藏秘府，世罕知之者，传播不广。

日本文化初年（1804 或 1805 间），东都侍医尚药启俊院法印张惟直"夙闻秘府有施书，及迁内班，恭申请览之"，得见其书，"盖系钞本，卷首有金泽文库印记，是北条氏从宋板影模者"，于是抄录收藏；又得卢氏书"借钞浪华木世肃所藏宋板于外弟丹波廉夫"，于是双璧俱全。世肃藏书，死后"儒家入于国学，医家入于医学"。文化丙寅（1806）年，收藏医书的"医学"罹灾，藏书尽归灰烬。张惟直考虑到"予今不传之，种子殆将绝矣。乃校订讹字，合刻二书"，于文政十年（1827）刊行，以《续易简方论》为题，而以卢氏书作为"后集"附录于后。这是国内目前所能看到的唯一刊本，流传极少，孙衣言、孙诒让父子亟欲得之而无缘一见。

又，卢氏书原题《易简方纠谬》，传到日本后，改题《续易简方论》，与施氏书同名，《中国医籍考》即是；又因二书合刻，遂加"后集"二字以为区别，《经籍访古志》即是。由此，《易简方纠谬》之名反而不传。丹波元胤不知个中缘由，先是对书名有疑，"是书于王氏并志宁二家，逐件纠剔，不遗余力，毒骂之甚，非为续述者，而其名书，似不可解"。后考《澹寮方》所引作《易简方纠谬》，"始知后序所谓'请以《纠谬》参之'之语，盖指其所著"。又在书目中查到《纠谬》之名，才恍然大悟，"想后人与施氏书合梓，因改旧目，加以'后集'二字者欤"？《经籍访古志》则谓，"天保年，尚药山本五流（将施氏续易简方论）与后集合刻"，故以《续易简方论后集》为题传世。张惟直出于抢救古籍的目的，担忧"施卢二家世罕知之""种子殆将绝矣"而刻书，所以流传不甚广泛，连见多识广的丹波元胤都被同一本书的"纠谬""后集""续易简"三名所疑惑。

张惟直是最早认识到永嘉医派的日本医家，他在《合刻施卢续易简方论跋》中言及："考王与施、卢，俱为永嘉人，卢云：少癖于论医，吾乡良医陈无择先生，每一会面，必相加议；而据《处州府志》，王亦为无择之徒，则王、卢非眉睫不相接者；施云：予与德肤蚤岁有半面之好，此以同里之人，攻同时之人，抑亦奇矣。"同里、同时之人，同出陈无择门下，"施之书温言讽刺，卢则激词推鞠，要之不特规其过，更有补其不逮。后之读者，互相考镜，仅仅方药足以该众病，则政卿、祖常，谓之德肤之益友可也。"施、卢纠正王硕之失，规其过，更补其不逮，可谓为益友。

张惟直的眉批边注，多为文字考订之语，简要中肯，颇有价值，时有评价论述，亦具真知灼见，值得一读。三生饮下，张惟直引僧继洪《澹寮方》言，批评王硕"不问外感内伤，失之尤甚焉，固不可讳也"，认为施发之说，辨脉未详，王硕之辞亦有强而夺理处，"故尝谓诸师《易简方论》，交相诋诃，各有偏枯。且惟纷纷于药里，更不言及人之脏腑有阴阳，禀赋有厚薄，安得公论之士为之裁断云"？然"天下受拜平胃散"下，惟直批注："出《寿亲养老书》及《丹溪心法附录》。"误，《寿亲养老书》为元大德中邹铉续增陈直《养老奉亲书》而成，"天下受拜平胃散"出其卷二；丹溪元人，《丹溪心法》诸书均出明初，俱不能早于《续易简》。

国内仅南京图书馆藏有此日本文政十年刻本松屏舍藏板的《续易简方论》，包括施发《续易简方论》六卷，卢祖常《续易简方论后集》五卷，附录一卷；另有《续易简方论》日本皮纸抄本藏中国中医科学院图书馆。两种版本都离不开日本，离不开国际间的学术交流。

五、《续易简方脉论》

王暐，字养中，著《续易简方脉论》一卷。国内诸多目录学著作均不记载，更无传本；在日本，不仅丹波元胤《中国医籍考》不载，涩全善、森立之《经籍访古志》称"是书从未闻其名，近日小岛春沂从京师一医得之"，可知日本也绝少流传，无人知晓，只在编纂《经籍访古志》时偶然得之。

与《经籍访古志》成书时间相近的《杂病广要》，则引用了《续易简方脉论》4条，即卷二《外因类·中暑》六味香薷汤、卷八《内因类·痰涎》《脏腑类》、卷二十四《呕吐》和卷二十九《咳嗽》等，有论3条。内容不多，是仅见的遗珠碎玉，也弥属珍贵了。

笔者四出探求而无缘一见，也不知现在日本有无收藏，1997年底，得知日本茨城大学真柳诚先生正与中国中医研究院郑金生先生、黑龙江中医学院王铁策先生共同进行"日本现存中国散佚古医籍"的搜集、复制、研究和引回工作，大喜过望，遂致函日本求教，真柳诚教授的回复是中文写就，抄录如下：

刘时觉先生：

您信及大作昨天收到了。

您找不到的《续易简方脉论》还现存二部抄本：小岛春沂在京都得到的影宋抄本，后来杨守敬购入，而现存于台北故宫博物院图书馆。因此，守敬的《留真谱》也收录其卷首半叶。另外，日本国立公文书馆内阁文库也有多纪元坚手跋的影宋抄本，由此他的《杂病广要》里有本书的引用文。郑金生、王铁策和我的共同研究是"日本现存中国散佚古医籍"，其"中国"当然应该包括台湾，因这类一百五十余书目里没有《续易简方脉论》。如题目是"…中国大陆散佚……"，则能到二百多书目。但台湾的藏书是将来应该中国人来搞的，有此理由等，这次的题目是"中国散佚……"。　　　　　　　　　　　　　　　　　为此

祝您研究成功！

　　　　　　　　　　　　　一九九八年一月二十日　　　真柳诚 拜

1998年9月30日，与真柳教授共同从事"日本现存中国散佚古医籍"回归研究工作的友人郑金生先生寄赠《脉论》复印件一卷，是日本

国立公文书馆内阁文库所藏有多纪元坚手跋的影宋抄本；1999 年 4 月，经过一年多的努力，从台北"故宫博物院"图书馆得到了《续易简方脉论》的缩微胶片。现存的二部抄本都能到手，确是喜出望外，于永嘉医派之研究得到最重要的资料。所以称"最"，是因为《脉论》是《易简方》系列著作中仅存抄本未曾刊行的唯一，中国大陆目前尚无传本，更属珍贵。

郑金生先生来信说到，"要研究尽管使用，但要全本出版，一定要征得日本原藏馆许可，否则就使我为难了"；台北"故宫博物院"图书馆也有类似的要求，且签订了承诺书。我的《永嘉医派研究》下编收录《易简方》系列著作，《续易简方脉论》是压轴的一部，不可或缺，如何是好？颇费踌躇，折衷的办法是，写一篇《〈续易简方脉论〉介绍》，包涵了原书全部内容，又进行了初步的分析研究。具体内容：一是目录学记载及版本；二是全书目录；三是《续易简方脉论》中心内容，分开头语、四诊各论、治疗方法、疾病证治各论、五脏虚实补泻、妇儿科疾病证治、药物炮炙煎制七部；四是《续易简方脉论》特点。

书成，2004 年 3 月，与《丹溪学研究》一起寄日本茨城大学，真柳诚教授 29 日回信，是用日文写的，大意如下：

刘时觉先生，拜复：

今天收到先生大作《永嘉医派研究》《丹溪学研究》两书，谨致谢忱，并庆贺二书出版。尚未有通读二书的时间，只是用一小时浏览其要点，在我的专业范围医史文献学和各家学说方面，很好地理解先生研究的深度，我相信，此二书今后不仅对于中国，对日本和韩国等的中国医学研究者都是大有裨益的。

虽远不及先生的研究，我以前曾写过关于丹溪的论文，由于缺乏原件的单行本，从我的主页印刷并随信附上，还请笑览为幸。

如同先生指出的，台北故宫博物院图书文献馆大量收藏日本小岛尚质（学古·宝素，1792—1848）旧藏的医药古典籍，我在《汉方之临床》上连载其书志调查记录，也按杂志刊登的顺序从我的主页转录。因为永嘉医派的著述多属《宋代医方书》范围，故随信寄上拙著《宋代医方书》全文，包括已刊载部分的单行本和尚未刊载部分。如果对于先生今后的研究有参考意义，则分外欣喜。

再次致谢，并祝愿先生身体康健，研究不断进展。

顿首

真柳诚 拜

真柳诚教授随信附寄《〈格致余论〉〈局方发挥〉解题》《台湾访书记：故宫博物院所藏的医药古典籍》《宋代医方书》三篇论文的复印件，于我下阶段的书目研究大有裨益。

六、永嘉医派的始发掘者

明代丹溪之学大行于世，易简之学便很快趋于衰微，终至湮没无闻，以致其书亡佚，难得寻觅。而孙、施、卢、王诸书，诸多目录学著作均不见载；温州的地方志因之也只载有《易简》一书。可见到明代后期，《易简方》系列著作均已失佚，国内无有流传。这一学派就此湮没无闻数百年，一直不为世人所知。使之得以重见天日的始发掘者，是温籍经学家孙衣言、孙诒让父子。

光绪十一年（1885），孙衣言在上海购得日本《经籍访古记》，从中得知有上述诸书，但还不知是温州先辈的遗著，后读南宋陈振孙的《直斋书录解题》，其中有"《易简方》一卷，永嘉王硕德肤撰"之语，才知道这些书都是"吾乡宋时名医"的遗著。他深为诸家著作"不但《郡志·经籍》失载，即其姓名、字号亦不可复识"而感慨，又为"乃得于殊方记载，考见三人大略"而庆幸，他说，"所谓'礼失而求诸野'，而前人著述之传实有数存乎？其间固有湮郁至数百年而忽显于一日者。古人以为，托于文字可以无穷，岂虚语哉？"由此，孙衣言著文《记永嘉佚书》以记其事，说："宋时吾乡前辈皆能读书，喜著述，年久率多亡佚，其幸而存者，仅有秘府著录，人间绝少传本，乡人士往往不得见之。"一向致力于乡土学术的孙氏父子立志搜罗诸书，以供研究，"此四家书彼（指日本）中皆有传本……或尚可物色致之，以补家藏之缺也"。《记永嘉佚书》是最早重提《易简方》系列著作的文献。

又二年，光绪十三年（1887）冬，孙诒让在上海购得日本望月三英重刊的《易简方》，高兴之至，归呈其父。孙衣言得书，惊喜累日，亲自写了跋文《书王德肤〈易简方论〉后》，拟重校刊刻，又一再言，"彼三家者，犹当一一致之，以备德肤一家之学云"。孙衣言还敏锐地指出，"当时施、王、卢三家之作，似皆以乡里术业相同，相与祖述赓续而推广之"，诸人俨然形成一个学派。这是最早指明南宋众医家的学术活动具有学派性质的。正当此时，孙衣言不幸病逝；孙诒让为"仰成先志"，完成其父遗愿，即着手校正，至光绪戊戌（1898）完成，由东瓯戴氏咏古斋刊行。孙诒让并书写了《易简方叙》记叙其事，又一次申明："倭中所传，皆吾乡宋元医家佚书，俟更访求，赓续刊之，亦先君子之志也。"二文均附于戊戌本《易简方》之后。由此，失佚已久的《易简方》又在国内重新流传，而湮没无闻的永嘉医派及其系列著作又有了重见天日的机会。

对于《易简方》其书，孙氏父子做了大量的考证、整理、校勘等工作：孙衣言据《易简方序》的署名"承节郎新差监临安府富阳县酒税务王硕"，考证作者的身分，"硕以武臣初官充监当差遣"，并非科第出身；其书著作年代无明确记述，孙衣言根据王硕自序有"大丞相葛公归休里第，命以常所验治方抄其大概，以备缓急"之言，"考《宋史》葛邲以绍熙三年为右丞相，次年即罢政，则知是书成于光宁之间"，初步确定了成书时间在南宋光宗、宁宗朝，即公元1190至1220年间。孙诒让则考证了其书的目录学记载和流传情况："宋永嘉王德肤《易简方》一卷，见陈氏《直斋书录》，马氏《经籍考》，明以后自《文渊阁书目》外，绝无著录。盖中土久无传本矣"；还对日本版《易简方》做了初步考证，"此本为倭宽延中刊本，当中土嘉庆间，其咬咀药料性治及饮子药治法后，模刻旧本木记有'是春堂注方善本'及'四明杨伯启刻于纯德书堂'等字……盖正文为德肤元本而注则重刻者所增益，故书有'校正注方真本'之题，大抵皆书肆所为。所谓杨伯启者，亦陈芸居、余仁仲之流亚与？"指出重刻校注者是"是德堂"的书商。并对全书进行校正，重予刊刻："倭本增注亦大书与正文同，今改为小字，以便省览，亦以其非德肤旧本，不宜混淆也。"孙诒让还对书的价值做出判定："册中所载方皆寻常习用丸剂，今医家犹传用之，无异闻新义，以其简明易检，故宋时盛行于世，屡经刊校，流播海外，更历元明，佚而复显，足以补《四库》储藏之缺，亦藏书家所宜珍秘也。"孙氏父子这一番工作，不仅使我们今天能够看到《易简方》，也使我们得以全面了解《易简方》。这对于中国医学史，对于温州地方文化史，都是一项功德无量的善举。

尽管孙氏父子多方搜求，其余诸书仍无着落；从光绪戊戌（1898）重刊《易简方》后，也整整过去了一百年，而沉寂数百年的"永嘉医派"仍不为世人识。这不能不算是一大恨事，但是，孙氏父子已为我们描绘了"永嘉医派"的大略情况：医家组成、著作概貌、学术思想，以及进一步探索的大体方向，也给我们后人留下了一项义不容辞的艰巨任务——继承先辈遗愿，让"永嘉医派"及《易简方》系列著作重现人间。经多年努力，《易简方》系列著作的版本及流传情况已见明白，并收集到多种流散的版本，而失佚的版本也有了一个初步的辑佚本，经过整理、校辑，终得重新面世。作为温州人，愿以自己的努力告慰先辈，愿我东瓯先辈的业绩能重见天日，长留人间，发扬光大。《易简方》系列著作在日韩的流传，既促进了汉方医学和韩国东医发展，也保存了永嘉医派的学术文献，成为今天永嘉医派研究的基础资料，也成为中外交流的历史文献，这不仅是医界学林一大美事，也是中日、中韩文化交流的佳话。

第八章　医论选释

一、陈无择医论选

1.《三因极一病证方论》序

【原文】

余绍兴辛巳为叶表弟梱伯材集方六卷，前叙阴阳病脉证，次及所因之说，集注《脉经》，类分八十一门，方若干道，题曰《依源指治》。伯材在行朝得书，欲托贵人刊行，未几下世，遂已。淳熙甲午，复与友人汤致德远庆德夫，论及医事之要，无出三因，辨因之初，无逾脉息，遂举《脉经》曰：关前一分，人命之主，左为人迎，右为气口，盖以人迎候外因，气口候内因，其不应人迎、气口者，皆不内外因，傥识三因，病无余蕴。故曰：医事之要，无出此也。因编集应用诸方，类分一百八十门，得方一千五十余道，题曰：《三因极一病源论粹》。或曰：现行医方山积，便可指示，何用此为？殊不知晋汉所集，不识时宜，或诠次混淆，或附会杂糅，古文简脱，章旨不明，俗书无经，性理乖误，庸辈妄用，无验有伤。不削繁芜，罔知枢要？乃辨论前人所不了义，庶几开古贤之蹊径，为进学之帡幪，使夫见月忘指可也。于是乎书。青田鹤溪陈言无择序。

【阐释】

此序不长，但提供了许多重要信息，一是作者的姓、名、字、籍贯；二是明确了《三因方》成书时间；三是早在《三因方》成书之前，有过其书雏形《依源指治》六卷，结构相似；四则强调医事之要在三因，脉诊是辨三因之要；五则明言削繁芜、知枢要是著书的目的。

2.《三因论》

【原文】

夫人禀天地阴阳而生者，盖天有六气，人以三阴三阳而上奉之；地有五行，人以五脏五腑而下应之。于是资生皮肉筋骨、精髓血脉、四肢九窍、毛发齿牙唇舌，总而成体，外则气血循环，流注经络，喜伤六淫；内则精神魂魄志意思，喜伤七情。六淫者，寒暑燥湿风热是；七情者，喜怒忧思悲恐惊是。若将护得宜，怡然安泰，役冒非理，百病生焉。病诊既成，须寻所自，故前哲示教，谓之病源。经不云乎，治之极于一者因得之，"闭户塞牖，系之病者，数问其情，以从其意"。是欲知致病之本也。然六淫，天之常气，冒之则先自经络流入，内合于腑脏，为外所因；七情，人之常性，动之则先自脏腑郁发，外形于肢体，为内所因；其如饮食饥饱，叫呼伤气，尽神度量，疲极筋力，阴阳违逆，乃至虎狼毒虫，金疮踒折，疰忤附着，畏压溺等，有背常理，为不内外因。《金匮》有言：千般疢难，不越三条，以此详之，病源都尽。如欲救疗，就中寻其类例，别其三因，或内外兼并，淫情交错；推其深浅，断以所因为病源，然后配合诸证，随因施治，药石针艾，无施不可。

（《三因极一病证方论》卷二）

【阐释】

陈无择以六淫病邪从外来侵者为外因，以七情太过五脏郁发者为内因，而《金匮要略》内、外因均由"客气邪风"中人所致，均属陈氏三因之外因，而以病位"经络受邪入脏腑，为内所因""四肢九窍，血脉相传，壅塞不通，为外皮肤所中"区别内外。《三因论》虽引"千般疢难，不越三条"，其病因学说实已跨越《金匮》而有长足的进步。

二、王硕医论选

1.《易简方论叙》
【原文】

　　医言神圣工巧，尚矣。然有不可传者，有可传者。就其可传者言之，其略则当先诊脉，次参以病，然后知为何证，始可施以治法。古人所谓脉、病、证、治四者是也。如头疼、发热，人总谓之感冒，不知其脉浮盛，其病恶风、自汗，其证则曰伤风，治法当用桂枝；若其脉紧盛，其病恶寒、无汗，其证则曰伤寒，治法当用麻黄；风寒证交攻则两药兼用。傥脉之不察，证之莫辩，投伤寒以桂枝，投伤风以麻黄，用药一误，祸不旋踵。又况六淫外感，七情内贼，停寒瘟热，痰饮积聚，交互为患，证候多端。亦有证同而病异，证异而病同者，尤难概举。若欲分析门类，明别是非，的用何药，谁不愿此？奈何素不知脉，况自古方论已不可胜纪，宁能不惑于治法之众，将必至于尝试而后已？用药颠错，诸证蜂起，殆有甚于桂枝、麻黄之误。古语有之，"看方三年，无病可治；治病三年，无药可疗"，正谓是也。故莫若从事于简要，合取常用之方，凡一剂而可以外候兼用者，详著其义于篇，庶几一览而知。纵病有相类而证或不同，亦可均以治疗。假如中风，昏不知人，四肢不收，六脉沉伏，亦有脉随气奔，指下洪盛，当是之时，脉亦难别，徒具诸方，何者为对？加之有中寒、中暑、中湿、中气、痰厥、饮厥之类，证大不同而外候则一，急欲求其要领，则皆由内蓄痰涎，因有所中，发而为病。总治之法，无过下气豁痰，可解缓急，气下痰消，其人必苏。自余杂病，以类而求，其稍轻者，对方施治，自可获愈；或未全安，亦可籍此以俟招医。若夫城廓县镇，烟火相望，众医所聚，百药所备尚可访问，其或不然，道途修阻，宁无急难？仓皇斗捧，即可办集。今取方三十首，各有增损，备呋咀生料三十品，及市肆常货丸药一十种，凡仓猝之病，易疗之疾，靡不悉具。唯虚损、癫痫、劳瘵、癥瘕、渴、利等患，既难亟愈，不复更录。是书之作，盖自大丞相葛公始辞国政，归休里第，命硕以常所验治方，抄其剂量大概，以备缓急之须。硕自惟幺么不学，辱丞相知遇，不敢辞也。已而士夫间颇亦知之，不以其肤浅而访问者踵至，遂因已编类者揭其纲目，更加辨析于其间，其略亦粗备矣。傥或可求，敢不与卫生之家共之？承节郎新差监临安府富阳县酒税务王硕述。

【阐释】

王硕抽象肯定"医言神圣工巧，尚矣"，而在实际操作中又强调困难，强调脉证难辨，而又放弃四诊，追求易简，这是著书的原因所在。

2. 论杏子汤

【原文】

杏子汤治一切咳嗽，不问外感风寒，内伤生冷，及虚劳咯血，痰饮停积，悉皆治疗。人参、半夏、茯苓、细辛、干姜、芍药、甘草、官桂、五味子各等分，右呚咀，每服四钱，水一盏半，杏仁去皮尖锉五枚，姜五片，煎至六分，去滓，食前服。若感冒得之，加麻黄等分。如脾胃素实者，用罂粟壳去筋膜细锉，以醋淹炒，等分加之，每服添乌梅一个，煎服，其效尤验。若呕逆恶心者，不可加此。一法，去杏仁、人参，倍加麻黄，添芍药如麻黄之数，干姜、五味子各增一半，名小青龙汤，大治久年咳嗽，痰涎壅盛，夜不得睡，仍专治脚气喘急。此方虽有麻黄，既有官桂，不致于发汗，服之不妨。（《易简方论·杏子汤》）

【阐释】

王硕论杏子汤，谓"治一切咳嗽"而不问病因，悉皆治疗，颇为施发、卢祖常诟病。《易简方》中并不仅此，参苏饮"治一切发热头疼体痛"，温胆汤"治伤寒后虚烦及一切病后虚烦"，芎辛汤"治一切头疼，但发热者难服"，芎归汤"治一切去血过多"，即使《和剂局方》成药如圣饼子，治"一切头疼，不问内外所因并偏正头风，并宜服之，久服更不再发"，而原书并无"一切"之说。王硕追求易简，注重"一剂而可以外候兼用"，即"病有相类而证或不同，亦可均以治疗"，而"一切"则为其极端，显然违背辨证论治精神，被人批评在所难免。另，小青龙汤为《伤寒论》名方，而置杏子汤下为衍生方，似本末倒置、反客为主，亦不妥。

三、孙志宁医论选

1. 论感应丸之用巴豆

【原文】

感应丸巴豆去油取霜，盖取其稳当，然未必能疗疾。若通医用之，必不去油，盖此药自是驱逐肠胃间饮积之剂，非稍假毒性，安能有荡涤之功？如《局方》感应丸，今人见饮食不化，中脘痞满，率多服之，以为宽中快膈。此大不然。觉快之药，自当用消化之剂，如枳壳、缩砂、豆蔻、橘皮、麦芽、三棱、蓬术之类是也，与转利饮积之药不同。

巴豆治挥霍垂死之病，药至疾愈，其效如神，真卫生伐病之妙剂。参术虽号为善良，劫能为害。每见尊贵之人，服药只求平稳，而于有瞑眩之功者不敢辄服，医虽知其当用，亦深虑其相信之不笃，稍有变证，或恐归咎于己，姑以参术等药迎合其意，倘有不虞亦得以藉口，而不知养病丧身，莫不由此。

今人往往见巴豆不去油不敢辄服，况尊贵之人既有声色之举，于心有慊，尤不肯用巴豆之性，佐以温暖之剂，止能去菀重，不动脏气，有饮则行，无饮不利。若病人体虽不甚壮实，既有饮气、积气之患，与夫邪气入腹，大便必秘，若非挨动，病何由去？犹豫不决则病势攻扰，愈见羸乏。莫若于病始萌之时，气体尚壮，对证用之，宿痾既除，旋加调理，自获十全。

心腹疼痛不可忍者，当服此以大便通利为效。或未甚通，倍加丸数，服之以利为期。若通利后大腑不调，或泄浊不止，或愈见绞痛，当以家菖蒲煎汤解之，却于㕮咀方中选药调理，自能平复。或见服药后痛或愈甚，流利后痛或未除，便谓前药之误，殊不知乃阴阳扰乱，脏气未平耳。若遽更医，却承前药之力寻即获愈，遂收功于后而归咎于前。如此者多，不可不知。

妇人有妊，忽觉心腹撮痛，呕吐恶心，百药不效者，宜以姜汤下

六七十九。(《增修易简方论·感应丸》)

【阐释】

文题为笔者所加。孙志宁善用毒剧之药巴豆，假其毒性以荡涤驱逐饮积，以治垂死之病疗效如神。本篇总结使用巴豆的心得：一是逐饮并非宽中快膈；二是病剧当伐病，不可姑息养病丧身；三则不去油，及时用药；四则药后腹痛的处理；五则孕妇亦可使用，正"有故无殒，亦无殒也"之意。这种自信满满的论述正体现了孙氏运用巴豆的丰富经验。

2. 伤寒手足厥冷当看阴阳，不可一例作阴证

【原文】

厥者，逆也，阴阳不相顺接，故手足逆冷也。阴胜于阳，则为阴厥；阳极生阴，而为阳厥。冷厥者，始得病便四肢逆冷，足多挛卧而恶寒，或自引衣盖覆，不饮水；或下利清谷，或大便如常，或小便数，外证多惺而静，脉沉细，按之迟而弱，知其为冷厥，四逆汤、理中汤、通脉四逆汤、加减当归四逆汤、白通加猪胆汁汤，可选而用之。热厥者，始得病，便身热头疼外，别有阳证，至三四日方始发厥。盖热深则厥深，其人或畏热，或饮水，或扬手掷足，烦躁不得眠，大便秘，小便赤，多昏愦者，知其热厥也。兼察热厥者，厥至半日，忽身又热；或手足逆冷而手足掌心及指爪微暖；脉虽沉伏，按之而滑，为里有热，白虎汤、承气汤随其证而用之。热厥当下而发汗，必口伤烂赤；里证当下失下，四肢便厥，切不可又投刚剂，此祸如反掌之易尔。少阴病，四肢逆冷，此传经之邪也，非阴厥也，谓自太阳传至少阴，为四逆，其人或咳，或悸，或小便不利，或腹中痛，或泄利下重者，皆四逆散主之。二厥所以使人疑者，缘其脉皆沉，然阳厥脉沉而滑，阴厥脉沉而弱，以此辨别。四逆汤、四逆散，冷热不同，其治服者，宜细察焉。(《伤寒简要·四》)

【阐释】

伤寒手足厥冷有阴阳寒热之分，《伤寒论》早有明训，无论热深厥深的白虎、承气证，还是少阴阳郁的四逆散证，立论处方均已详尽，且为医界共识。在当时习用辛温燥热的大环境下，伤寒手足厥冷习惯性地

使用四逆汤类方剂可能成为常规，孙志宁重提其事是对《和剂局方》和《易简方》喜用辛温燥热的纠正，也是辨证方法论的回归，并非无的放矢。《伤寒简要》以一半的篇幅告诫慎用温热药和艾灸法，可见孙氏对此已有较为清醒的认识。

四、施发医论选

1.《察病指南自序》

【原文】

医之为学，自神圣工巧外无余说，今人往往遗其三而主其一。一者何？切而知之谓之巧也。然亦曷尝真见其所谓巧者？特窃是名以欺世耳。间有以活人自任者，又弊于医书之委压，惑于议论之纷纷，无所折衷，每得其粗而不得其精。余自弱冠有志于此，常即此与举业并攻。迨夫年将知命，谢绝场屋，尽屏科目之累，专心医道，取《灵枢》《素问》《太素》《甲乙》《难经》及诸家方书、脉书，参考互观，求其言之明白易晓，余尝用之而验者，分门纂类，裒为一集，名曰：察病指南。其间如定四季六脏平脉，与夫七表八里之主病，分见于两手三部者，亦本于圣贤之遗论，特推而广之，触类而补之。其他言之未甚昭著者，则附以己意发明之。盖将以贻诸子孙，非敢求人之知也。年来疫疠盛行，病者不幸而招医，多见以阳病而服桂附者，悉殒于非命，岂惟不知脉，并证而不知。吁！何惨哉！或者不察，乃曰：吾取医之运耳，奚暇问其学之精否。殊不知特运以言医，虽幸而或中，而所丧亦多，求其万举万全者难矣。此余所以不敢自私，欲锓梓以广其传，庶几与同志者共云。淳祐改元九月立冬后四日永嘉施发政卿序。

【阐释】

陈无择重脉，以为辨三因之要，施发承师门教训亦重视脉诊，且抒发心得而成专书。《察病指南自序》阐述其著书目的和方法，时人独重脉诊却又不精，欺世盗名，贻害病患，故以三十年专心医道之经验，推广圣贤经典之遗论，参考名家方书脉书而成书。

2.《论杏子汤》

【原文】

王氏云：治一切咳嗽。夫嗽非一种，有冷嗽、邪嗽、饮嗽、燥嗽、上气嗽，此五者，皆由肺受风寒，气不宣通所致。欲总治之，则有《局方》五嗽丸；如欲专治寒嗽，则杏子汤亦可用。嗽久不已，小青龙汤主之，甚者当服白散子；或肺经蕴热，或脾经热气冲肺，或气盛之人厚衣作壅，致肺系开，风寒乘之而嗽者，此名寒热壅，当服人参饮子，嗽多则加桑白皮，痰多则加半夏曲。又有肺虚客热，咳嗽气急，咽干口燥，渴欲饮冷者，此名热嗽，宜与大阿胶丸。已上诸证，岂杏子汤所能尽治哉？

王氏又云：虚劳咯血，此药亦可治。夫虚劳咯血有数证，大概轻则咯血，重则吐血。有久嗽肺痿而咯血者，可服扁豆散。有中寒气虚，阴阳不相守，血乃妄行者，经所谓"阳虚阴必走"是也。咯血、吐血、衄血、便血，皆有此证，理中汤加官桂治之。人皆知此药能理中脘，不知其有分利阴阳，安定血脉之功也。有虚热而咯血者，当服黄芪散。有劳心而咯血者，莲心散主之。又岂杏子汤所能治哉？王氏轻于措辞而不知其失，良可惜夫。（《续易简方论》卷二）

【阐释】

王硕《易简方》以杏子汤"治一切咳嗽"。施发说明"肺受风寒，气不宣通"所致五嗽，杏子汤仅宜其一寒嗽，而为之补充五嗽丸、小青龙汤、白散子、人参饮子、大阿胶丸，说明总治、嗽久、寒热壅、热嗽种种不同病情的治疗运用；更以扁豆散、理中汤、黄芪散、莲心散治疗"虚劳咯血"多种复杂病情。《续易简方论》立足于"补"，补充其所不足，只是非常温和地批评"岂杏子汤所能尽治哉"？与卢祖常以"批"当先的激烈言辞风格迥异。

五、卢祖常医论选

1. 论参苏饮

【原文】

硕云："治一切发热头疼体痛。"此三证则唯太阳经伤寒则备有之，若伤风即无体痛之证，一非也。又云："若憎寒壮热者，当先服养胃汤。"复执着不反，二非也。又云："单单发热者，止服此饮。"硕自知此药非专治伤寒发热头痛体疼之剂，一款招就，自合改悔，又复强曰："若因感冒，亦如服养胃汤法。厚被盖睡，连进此药数服，汗出即愈；或尚有余热，更宜徐徐服之，自然安平。"徐徐之说，即是前所谓款款也，皆非一药对一病，一日可一疾，三非也。窃详此饮，本名前胡散，专主劳心过度，气结痰饮作热，先生每每对证处用多效，褒其名曰参苏饮。硕何苦隔陌强引，且于方后力云："但是发热，皆能作效，不必拘其所因。"此语误人尤甚。然发热有一十三门，可得以一药律乎？硕亦自知止治气结痰饮作热，乃过其说曰：又治"痰气中人，停留关节，手足𤺄曳，口眼㖞斜，半身不遂，头痛发热，状如伤寒者，悉能治之。"此犹担阁杀人，痛思纵作痰气患重，何便使人似中风，证如伤寒状也？参苏饮又岂能疗手脚𤺄曳、口眼㖞斜、半身不遂？又云："治吐血、衄血、便血"，略无近傍，虽大料大釜煎汤，一日三浴，亦莫能效。《局方》有必胜散，治男子妇人血妄流溢，吐血、衄血、呕血、咯血，用小蓟并根，蒲黄微炒，熟干地黄、芎𦫼，当归去芦，人参、乌梅去核，各一两，捣罗为粗散，每服五钱，水一盏半，煎至七分，去滓温服，不拘时候。又云：并治"妇人下血过多致虚热者，并得其宜。"妇人下血过多致发虚热，调血则热自不作，孙与王既谓虚热，莫投之益虚否？投之却不独担阁，祸即继生。又云："治用心过度发热"，此则有之。先生尝以是参苏饮二分，加妇人四物汤一分，用之多应。因以茯苓补心汤名之。硕乃诡秘，不著此汤之效以晓世，亦如五积散之不肯显以示人也。

（《易简方纠缪》卷一）

【阐释】

参苏饮出《三因方》卷十三，治痰饮停积胸中、关节诸症，或兼"头疼发热，状如伤寒"而非外感者，王硕却以"治一切发热头疼体痛"为治疗主证，这成为卢祖常批评的主要内容，诚是。只是"参苏饮又岂能疗手脚䏠曳、口眼㖞斜、半身不遂"的"痰气中人，停留关节"证，乃王硕引述陈无择原话，卢氏批评不该打在王硕身上。陈无择又以参苏饮合四物汤为茯苓补心汤，治心虚寒而见惊悸恍惚诸症，出《三因方》卷八，王硕却以治诸出血证及虚劳，亦为卢氏所批评。

2. 论杏子汤

【原文】

杏子汤用人参、半夏、茯苓、细辛、干姜、甘草、官桂、芍药、五味子九品，治一切咳嗽，不问外感风寒，内伤生冷，及虚劳咯血、痰饮停积，悉皆治之。若曰外感微风微寒致嗽，以品内有细辛、干姜、官桂，却合"辛甘发散为阳"之品，为可取也，处用甚稳，尤宜用于年高怯弱豪贵之人。若曰主治内伤生冷致嗽，功在何品？而虚劳咯血，恐同儿戏。若曰主治痰饮停积，觊功亦难，《易简》于煎煮服饵遽云：若感冒得之加麻黄等分。大凡风寒为患，轻则曰感曰冒，重则曰中曰伤，今得之感冒，轻也，为咳为嗽，无头痛，无发热，何苦便加麻黄快剂？硕与志宁，《易简》《简要》，多斥麻黄不可轻用，何到此而忘前失后？此愚所不敢闻。继出二方，但用麻黄，意为引例，一方名平气饮，举治久嗽暴嗽，已未贴题，而曰主治气虚喘急，既属气虚，亦非所宜。一方名九宝汤，用薄荷、紫苏、大腹皮、麻黄各一两，桑白皮、桂、杏仁、橘红、甘草各半两，以主治素有喘疾，遇寒暄之时发，则缠绵不已。暄字下得未著，以其真方考之，乃用大腹子连皮是不可独用皮也，兼合用官桂、紫苏、甘草、杏仁去皮尖，桑白皮各半两，分两亦少差。其麻黄、薄荷、陈皮三味，乃各一两，此本出《苏沈》治喘良方，主咳嗽则过峻，而以麻黄、薄荷、陈皮为解散主，故倍其数，兼当用陈皮不用橘红，此取其陈皮白与脉膜，助其行表也。要法治嗽证不带喘急，不必处用麻黄，纵对证应用，唯宜春冬寒时。如当春暖夏热秋燥，并不须行，为至稳。

原其咳嗽，有若痁疟，虽皆属小病卒未杀人，百岁老医亦怕治疗，以其所因多门，未易窥测。请观轩帝岐伯问辨，乃云：五脏六腑皆令人咳，非独肺也。各有移变证状。具载于《内经·咳论》，可考。《巢源》又出上气嗽、饮嗽、燥嗽、冷嗽、邪嗽者五，但邪嗽即恶四时邪气而成，冷嗽即形寒饮冷伤肺所致，《局》有五嗽丸主之，未为详备；若感寒咳嗽，《局》有五积散，加杏仁七粒去皮尖，切碎同煎，自是效药。虽有麻黄共一十六味，而麻黄用亦少，不易为梗，更以见成丸散，显而言之：肺胃虚寒致嗽，《局》有胡椒理中汤例；虚劳冷嗽，《局》有人参款冬花膏例；肺虚客热致嗽，《局》有大阿胶丸例；肺气不调致嗽，则有百部丸例；风痰咳嗽，《局》有玉壶丸例；肺气不足致嗽，《局》有钟乳补肺汤例；虚劳嗽，《局》有续添人参清肺汤例；寒盛风盛咳嗽，《局》有金沸草散例；咳而胁痛者，为肺中有水，《局》有小青龙汤例；风壅致嗽，《局》有玉液丸、辰砂化痰丸例；寒壅致嗽，《局》有款冬花散例。虽然，寒壅风壅，最为难治，以世医未得其传，不造其奥。是嗽皆由上盛之人，或富贵之家，严冬祁寒，居处红炉暖阁，复帐重衾，忽启户推帘，迎寒揍风，发而为嗽，复特以避寒就温，将爱为法，深入邃房，高烘炽炭，饮以酒醴，啖以炙煿，欲外却风寒而不知反将先袭之风寒辟入腠理经络，壅于肺胃，纵世医认其声重嗽逼，时吐稠痰，或只干嗽，语音难发，虽得为壅名，奈壅者闭也，不先启壅而风寒莫能发越，咳久有血，便号为肺损，进以钟乳之类补之，其壅益重，岂独缠绵而已。丸散杂试，亦可成病药而已。比遇川僧所授，凡治壅嗽，止以紫苏子八味降气汤，先以薄荷粗末、生胡麻各一撮，烂嚼至细，却以煎降气汤咽之，只二三服奏功，咳而有血亦并治之，真所谓功著如神，非比孙王言溢于实也。先处薄荷、胡麻嚼细，而后咽以降气汤者，极为有理：诚以薄荷味辛苦而性温，能开关格，胡麻味甘平，亦性温，大能治肺气，润诸脏，其功至多也。（《易简方纠谬》卷二）

【阐释】

对待王硕以杏子汤"治一切咳嗽"，卢祖常立足于"批"，除"外感

永嘉医派

微风微寒"外，内伤生冷、虚劳咯血、痰饮停积，悉非杏子汤所宜；即使煎服法之加用麻黄，继出的平气饮、九宝汤，亦颇多可议之处。然后引述《黄帝内经素问·咳论》与《诸病源候论》，针对咳嗽的病因、病症，补充众多的方剂。"批"字当头，"补"在其后，即是书名"纠谬"之意。

六、王暐医论选

1.《四诊论》

【原文】

医言望闻问切，神圣工巧是也。学者拘于《脉诀》之说而不知有终始精微之妙，《局》于寸尺之求，而终不见有望闻问切。是道也，有如望山者，其高苍苍，望水者，其远茫茫；振屐而升，苍苍弥高，鼓棹而游，茫茫愈远。苟能超于心术之微，明其终始之道，则知人气终始与天道不远矣。且夫人气终始果何物哉？元气资始，阴阳未分，一月为之始胚，二月为之始膏，三月为之始胎，阴阳施化，男女始成，四月受少阴君火以养精，五月受太阴土气以养肉，六月受少阳相火以养气，七月受阳明金气以养骨，八月受太阳水气以养血，九月受厥阴木气以养筋，十月受气满足，子与母分，脏腑已成，魂魄已备，头圆象天，足方象地，四肢应四时，五脏应五行，六腑应六气，十二经脉应十二月，三百六十骨节应三百六十日，举一身之间，与天地相似，故不违也。自其有生之初，三十二日一变，六十四日一蒸，变蒸十有八度，日数满足，阴阳和平，形神具备，男登二八，天癸始至，终于八八，天癸已竭；女登二七，天癸始至，终于七七，天癸已竭。天癸既至，精血通畅，月事时下，故能有子，天癸已竭，精血耗惫，月事不下，形坏而无子也。然则男女精血本于气也，气本于味也，天食人以五气，地食人以五味，味以归气，气以归精，精以归化，精气播化，化为荣卫，敷为经络，清者为阳，浊者为阴，清阳升上，浊阴降下，清阳实四肢，浊阴走五脏，清阳发腠理，浊阴归六腑，一气贯通，周流内外，行阳行阴，循环无端，昼夜呼吸，五五不离，五气化六，六六不离，一或离经，阴阳交并，阴并于阳，则脉流薄疾，并乃狂；阳并于阴则五脏气争，九窍不通。形于面色，望而知；发于声音，闻而知；隐于中心，问而知；流于经脉，切而知。四者具明，斯谓之神圣工巧。斯道未彰，不能自嘿，由是而祈言之。(《续易简方脉论》)

【阐释】

本篇为《续易简方脉论》之开头语，标题为著者所加，阐述望闻问切四诊具有终始精微之道，从"人气终始与天道不远"之联系，说明"神圣工巧"之由来。四诊的具体内容见于《望色曰神》《闻声曰圣》《问病曰工》《切脉曰巧》四篇；"人气与天道"的联系贯穿从十月怀胎乃至整个人生的全过程，是人身的生理病机的根源，是四诊的依据，也是《续易简方脉论》全书立论之基础。

2.《论治法》

【原文】

《素问》有言曰，"粗工凶凶，以为可攻，故病未已，新病复起"，是不明虚实补泻之故也。又曰，"近病用奇，远病用偶"，盖欲其合法之不苟也。后人不知古人用药之意，不明奇偶制方，不按君臣用药。言其虚，遽用至热之药；言其热，亟用疏利之剂；不辨五脏虚实，循情补泻；不究冷热方宜，任便加减。甚者但知泻肝而不助脾，肝病未除而脾病复起；但欲补脾而不知补肾，脾病未除而肾病复起。此粗工之为医也如此。且心肝脾肺肾，各有子母相生相克也：肝为心之母，心为肝之子，心实并泻脾，肝虚并补肾，补肝用酸，助用甘，益用苦，泻用辛，此补泻之大法也。余皆仿此。(《续易简方脉论》)

【阐释】

王暐《续易简方脉论》以诊法、治法为主形成辨证论治体系，本篇及《四诊论》为其纲，总述诊与治，虽无创新创见，却亦平和平淡，自有特点，有其完整性和先进性。本篇总论治疗原则；下文《论针刺》《引针补泻法》论针灸，天地子午，迎随补泻，井经荥俞合配穴，呼吸徐疾，子母生克的针刺治疗大法；再次《君臣佐使》《汗补吐下》论方药，君臣佐使奇偶大小的制方原则和逆从正反汗吐下和的治疗方法。王曈用简短的文字纠正了王硕缺乏理论意识，缺乏辨证论治精神的根本错误，从而使《续易简方脉论》有了一个理论框架作为基础。

第九章 方剂选录

永嘉医派诸医家载录介绍余知府平胃散，创制发挥运用养胃汤、和气饮、茯苓补心汤等方剂，各自的论述各有特色。

一、余知府平胃散

【概述】

平胃散出自《和剂局方》，温州乡绅余光远以独特方法精制服饵，深入烟瘴之地而无虞，得享近百岁高寿。故永嘉医派诸医家均载列其方，详细介绍药物炮制法，以施发最为详尽，选《续易简方论》录于此；卢祖常则偏重阐述由平胃而创养胃汤，引录二条，详则见"养胃汤"条。

【原文选录】

《续易简方论》卷三曰：平胃散乃常服之剂，多是修制未工，则为效亦浅。余守光远方制治极精，但费工力耳，而增加他药，治病甚众。

夫欲一身之安，在于调气进食而已。气不调则百脉俱滞，食不进则荣卫日衰，以致肢体倦怠，心腹膨胀，精神不佳，脏腑滑泄，恶闻食味，病皆由此二者。古法中平胃散真妙剂，有治百病之功，世人时见其药材易得，名称陈熟，多不服饵；间有服者，又不得其修制之法，而药肆所合尤为卤莽，所以食之鲜效。今具别法如后，好事者请详试之，自见其功。日能进数服，一月之间能尽药末一料，兼忌生冷，则诸病自愈。不可轻忽，盖和合与常有异。

川厚朴去粗皮，净尽，用绞刀剪作小块如豆大，每朴一两，用生姜二两，研去滓，取自然汁用浸厚朴。密盖至次日开看，搅转，如是姜汁已干，再取姜不拘多少，研汁拌；又次日开看，搅如前。凡浸三日，漉起入锅内，先以猛火炒一饭久，乘热投入所余姜汁内，令渗干了，再用猛火炒一饭时，不住手搅，不可焦。然后取一块，擘开看，心中油尽苏脆透心干，嚼之不粘齿，即取出用疏眼竹筛子筛去焦碎者不用。右秤五两，系修事了者，下同。

陈皮一裹，先拣去柑皮、柚皮及青皮，只用一色黄者，簸去尘土，旋取二三两，用温水逐片搦洗净了，换水浸。将薄刀起去内白，只留外红薄皮一重。其余旋入水洗去白，不可久浸，恐烂。即用筛子盛，日晒干，慢火焙亦得。右秤五两。温州成见者名橘红。

苍术，先用温水净洗灰土，用米泔水浸三日，候软，未软更浸，用刀刮去乌皮洗了，薄切片子，焙干，用慢火炒两饭时，候油出尽，方取出，不住搅，不要焦，用削术尤妙。右秤捌两。

粉草擘破，湿纸裹煨，令香熟，不要焦，取出细锉。右秤一两九钱，今用一两半。

已上药材炒了，乘燥便秤入研，并不得停放。如未研，亦未可炒。仍将厚朴下研，次下术，二药取细末；将及一半，觉润，又入锅微炒；再入研，方下甘草，罗末一次了，觉润，又微炒，方下橘皮同研。取末，此后更不可再炒。取末尽了，方将药衮同和合令匀，再用罗隔过一次了，摊开出火气一时辰，即入新罐内，密盖收取。每服二大钱，生姜三片，枣二枚去核，水一盏半，煎八分，热服；汤点亦得。

陈总卿华父录《经验方》，以此药入姜枣煮透，使滋味相和，与众不同，兼厚朴经煮油去，又易料理，名为天下受拜平胃散。仓卒入盐点服，免再煎煮。如泄泻每服三钱，生姜五片，乌梅二个，盐少许，水一盏半煎八分服，其效如神。或依本方甘草减半，名调脾散，凡脾胃少有不和，便可服之。

如寒气壅塞，入草豆蔻五粒，擘碎，如前法煎。

伤寒不快，即用消风散二钱，葱白两头同煎

妇人觉血气不快，用当归、芍药各二钱，薄切同煎。

头风发作，入川芎、荆芥、白姜蚕各一钱，同煎。

脏腑滑泄，入炮干姜二钱，炮附子、官桂各半钱同煎。

引饮过多，痰饮留膈间，入切赤茯苓、泽泻各一钱同煎。

咳嗽入款冬花、五味子各一钱同煎。

壅热入切大黄一钱煎，微热服。

痢未止以热茶服之。

《易简方纠谬》卷一曰：乡达余使君光远，不以平胃散为性燥，世有畏燥，用姜枣捣煮取其润者，以姜枣平胃散名；有用麻腐煮苍术取其润者，以受拜平胃散名；有加参苓分其燥者，以参苓平胃散名。唯精修服饵不辍，饮啖康健，两典瘴郡，往返无虞，享寿几百。

《易简方纠谬》卷二曰：亘古至今，富贵贫贱，老幼男女，皆知其名，皆饵是药。本方治疗亦众，博济方加减主治亦多。惟余知府方，精修得其传，服饵得其效。

二、养胃汤

【概述】

陈无择由余知府平胃散，悟得"正正气，却邪气"之要，创制养胃汤；王硕《易简方》调整药物，以切合"外伤风寒，内伤生冷"之治，兼"辟山岚瘴气，除四时瘟疫"；施发《续易简方论》尤突出其"最能治痰饮呕逆及霍乱吐泻"，又注意到其药性偏温，提醒须随证纠偏；卢祖常阐述陈无择创制养胃汤的经过，这是最可宝贵的，批评王硕则有言辞激烈而说理不足之弊。

【原文选录】

《三因极一病证方论·脾胃经虚实寒热证治》卷八曰：治胃虚寒，胫寒不得卧，渐渐恶风，洒洒恶寒，腹中痛，虚鸣，寒热如疟，唇口干，面目虚浮，呕哕吐泻，四肢疼痛，不思饮食，或伤寒湿，骨节皆痛。厚朴姜制炒、藿香去梗、半夏汤洗七次、茯苓各一两，人参、甘草炙、附子炮去皮脐、橘皮各三分，草果去皮、白术各半两，右㕮咀散。每服四钱，水盏半，姜五片、枣一枚、乌梅半个，煎七分，去滓，空心服。常服温胃消痰，进食下气，辟寒疫。

《易简方论》曰：养胃汤治外感风寒，内伤生冷，憎寒壮热，头目昏疼，肢体拘急，不问风寒二证及内外之殊，均可治疗。先用厚被盖睡，连进此药数服，加以薄粥热汤之类佐之，令四肢微汗濈濈然，候干则徐徐去被，谨避外风，自然解散。若先自有汗，亦须温润以和解之。或有余热，则以参苏散款款调之。或尚头疼，则以浓煎生姜葱白汤下圣饼子。二证既除，则不必服药，但节其饮食，适其寒温，自然平治。大抵感冒古人不敢轻发汗者，止由麻黄能开腠理，或不得其宜，则导泄真气，因而致虚，变生他证。此药乃平和之剂，止能温中解表而已，初不致于妄扰也。兼能辟山岚瘴气，四时瘟疫，常服尤佳。厚朴、苍术、半夏各一两，茯苓、人参、草果、藿香半两，橘红三分，甘草一分。右㕮咀，每服四钱，水一盏半，姜七片，乌梅一个，煎至六分，去滓，热服。或发寒疟，或感寒疫及恶寒者，并加附子，足为十味。不换金散、藿香正气散皆此药也。然不若此方之备。不换金散用藿香、厚朴、苍术、陈皮、半夏、甘草等分。正气散用大腹皮、白芷、茯苓、紫苏各一两，厚朴、白术、陈皮、苦梗、甘草、半夏曲各二两，藿香三两，煎法并如前。但减姜四片，不用乌梅。兼治饮食伤脾，发为痎疟，或脾胃虚寒，呕逆恶心，皆可佐以红丸子。

《续易简方论》卷一曰：养胃汤，人皆知可以治感冒伤食，而不知其最能治痰饮呕逆及霍乱吐泻也。大抵此药性温，若憎寒壮热，小便多赤涩，茯苓当用赤者，缘白者补而赤者利也。不可不知。

《易简方纠谬》卷一曰：养胃汤，用厚朴、茯苓、苍术、人参、橘红、藿香、草果、半夏、甘草九品，皆非表散风寒二邪汗剂。硕妄为□□，故误世之庸盲，指九品内藿香为发汗，然神农一经无一语及，仲景一书无一方用，硕《易简方》前所载药性亦无一字道着。此汤非古书所有，乃吾乡良医陈无择先生有所悟而述。先生轻财重人，笃志师古，穷理尽性，立论著方，其持脉也，有若卢扁饮上池水而洞察三因；其施救也，不假华佗剖腹剖肠而彻分四治。愚少婴异疾，因有所遇，癖于论医，先生每一会面，必相加重议，以两仪之间，四序之内，气运变迁，客主更胜，兴患多端，探颐莫至。一日，先生忽访，语及乡达余使君光远，不以平胃散为性燥，世有畏燥，用姜枣捣煮取其润者，以姜枣平胃散名；有用麻腐煮苍术取其润者，以受拜平胃散名；有加参苓分其燥者，以参苓平胃散名。唯精修服饵不辍，饮啖康健，两典瘴郡，往返无虞，享寿几百。先生又悟局方藿香正气散、不换金正气散，祖于平胃，遂悟人身四时，咸以胃气为本，当以正正气，却邪气为要，就二药中交互增加参、苓、草果为用。凡乡之冬春得患，似感冒而非感冒者，秋之为患，如疟而未成疟者，更迭问药，先生屡处是汤，随六气增损而给付之，使其平治而已，服者多应。先生立是汤以养胃名，其义可见。然乡之从先生游者七十余子，类不升堂入室，惟抄先生所著《三因》一论，便谓学足，无病不治而去，宜其年不永而名无闻。硕虽尝一登先生门，乃辄主是汤，不问风寒二证及表里之殊，均可治疗。令先用厚被盖睡，连进数服，仲景法云：只先服药，后温覆。硕云：先厚覆盖睡，后进药。厚覆与温覆不同，先药与后药有异，反仲景之治法者一。仍以薄粥热汤佐之，仲景治法云：服麻黄汤不啜粥；王硕云：啜薄粥又啜热汤，反仲景之治法者二。令四肢微汗溅溅然。仲景汗法云：使遍身漐漐微似有汗，盖以邪中太阳一经，其经从目眦起，上头，连于风府，分为四道，下项，并正别脉六道，为诸阳主气，或中寒邪，必发热恶寒，缘头项腰脊是太阳经所过处，故头项痛，身体疼，腰脊强。王硕只令四肢微汗，而一身之邪何由尽除？反仲景之治法者三。硕发言似是，究实悉非。

三、和气饮

【概述】

《和剂局方》五积散汇集解表散寒、祛湿、化痰、行气、活血补血、温中、止痛之药于一炉，以治积证初起又兼外感，气机不利所导致的一系列阻滞不通的证候，能使其逐渐消散，陈无择"汰去麻黄"而成和气饮，不仅可治"寻常感冒"，变化尚可代麻黄、桂枝二汤。至今温州医家临床还忌用麻黄之类辛燥温热的解表药物，推究其源，似肇其端于宋代的陈无择。

【原文选录】

《易简方纠谬》卷一曰：无择先生每念麻黄、桂枝二汤，世人不识脉证者，举用多错，精加讨论。《局方》五积散一药，处用之理，极有神功，先生又于中汰去麻黄，名和气饮，如有前项伤寒证现，身痛无汗者，则加葱白、豆豉同煎可代麻黄汤，如有前项伤风证现，有汗者则加川芎、白芷同煎可代桂枝汤，尽可备，不明脉者只详证，为初药平治之，自罕差。夫先生岂小补哉？由是乡之富贵贫贱，皆所共闻；同里铺肆，悉料出卖。

《续易简方论》卷一曰：寻常感冒，恶寒发热，可于生料五积散中去麻黄，名和气饮治之。

《易简方论》曰：一方治浑身疮疥，脓水淋淫，经时不愈，去麻黄，加升麻、大黄，名升麻和气饮。盖疮癣为患，多因内有所蕴，发在皮肤，若只外傅以药，何由得愈？不若以此涤之。

附：《太平惠民和剂局方·卷之二·五积散》曰：调中顺气，除风冷，化痰饮。治脾胃宿冷，腹肋胀痛，胸膈停痰，呕逆恶心；或外感风寒，内伤生冷，心腹痞闷，头目昏痛，肩背拘急，肢体怠惰，寒热往来，饮食不进；及妇人血气不调，心腹撮痛，经候不调，或闭不通。白芷、川芎、甘草炙、茯苓去皮、当归去芦、肉桂去粗皮、芍药、半夏汤洗七次，各三两，陈皮去白、枳壳去瓤炒、麻黄去根节，各六两，苍术米泔浸，去皮二十四两，干姜爁四两，桔梗去芦头十二两，厚朴去粗皮四两。右除肉桂、枳壳二味别为粗末外，一十三味同为粗末，慢火炒令色转，摊冷，次入桂、枳壳末令匀。每服三钱，水一盏半，入生姜三片，煎至一中盏，去滓，稍热服。如冷气奔冲，心、胁、脐、腹胀满刺痛，反胃呕吐，泄利清谷，及痃癖癥瘕，膀胱小肠气痛，即入煨生姜三片、盐少许同煎；如伤寒时疫，头痛体疼，恶风发热，项背强痛，入葱白三寸、豉七粒同煎；若但觉恶寒，或身不甚热，肢体拘急，或手足厥冷，即入炒茱萸七粒、盐少许同煎；如寒热不调，咳嗽喘满，入枣煎服；妇人难产，入醋一合同煎服之；并不拘时候。

四、温胆汤

【概述】

《三因方》述惊悸证治，以为"惊忤心神，气与涎郁，遂使惊悸"，属不内外因；其基本病机"气郁生涎，涎与气搏，变生诸证"。王硕推广其说，施发为分析诸药，提出变通方法。《三因方》卷八《肝胆虚实寒热门》另有温胆汤同名方，"治胆虚寒"，治症、药物俱异。

【原文选录】

《三因极一病证方论·惊悸证治》卷十曰：温胆汤治心胆虚怯，触事易惊，或梦寐不祥，或异象惑，遂致心惊胆慑，气郁生涎，涎与气搏，变生诸证，或短气悸乏，或复自汗，四肢浮肿，饮食无味，心虚烦闷，坐卧不安。半夏汤洗七次、竹茹、枳实麸炒去瓤各二两，橘皮三两去白，甘草炙一两，白茯苓一两半，右为剉散。每服四大钱，水一盏半，姜五片、枣一枚，煎七分，去滓，食前服。

《三因极一病证方论·虚烦证治》卷十曰：温胆汤治大病后，虚烦不得眠，此胆寒故也，此药主之。又治惊悸。

《易简方论》曰：温胆汤治大病后，虚烦不得睡，兼治心胆虚怯，触事易惊，或梦寐不祥，或异象眩感，遂致心惊胆慑，气郁生涎，涎与气搏，变生诸证；或短气悸乏，或复自汗，或四肢浮肿，饮食无味，心虚烦闷，坐卧不安，悉能主之。又治伤寒后虚烦及一切病后虚烦，夜睡不宁，并宜用之。

《续易简方论》卷一曰：温胆汤有二方，俱载于《三因》。一方见《肝胆虚实寒热门》，此方见《虚烦门》，且云：治大病后，虚烦不得眠，此胆寒故也，兼治惊悸。然既以胆寒欲温之，不应复用竹茹性寒之药。按《本草》，竹茹微寒，主噎膈呕呃，温气寒热，吐血崩中，止肺痿、鼻衄及五痔，初未尝治胆寒虚烦不得眠也。先辈制方命名，殊未可晓，王氏推广《三因》惊悸之说，以为心惊胆慑，气郁生涎，涎与气搏，变生诸证。此方既有茯苓以止惊悸，又有枳实、橘红以理气，半夏以治痰，当去竹茹加炒熟酸枣仁一两。不然，则《局方》妙香散极佳；如虚烦而发热者，却用人参竹叶汤。

第十章 医案选按

卢祖常《易简方纠谬》记载其许多效验医案，这是《易简方》系列著作中独有的，给我们留下了宋代先人的宝贵经验，具有非常难得的实践价值。

一、痨嗽

壬午（1222）岁，在夒门，有王广文，不幸舟行，一侧室大患嗽血，卒至失声。咸谓其病类主人，便为急劳，大为忧虑。是时适吾乡达许大宁赵台，目其病，矜其苦，浼与一诊。正值隆寒，船首一间，复帷炽炭，不可向迩。诊其六部俱盛，愚参之急劳亦无是速，惟炽炭为祸，剧哭为衅，有此嗽血声嘶耳。言之恐不合其疑，未必服药，徐徐诱之，移炉撤炭，乃授以前降气汤加知母、贝母、天门冬，乃嚼胡麻、薄荷烂细咽之，数剂贴然。（《易简方纠谬》卷之二）

【按】从环境、脉象入手考虑疾病病因，因地制宜，洞悉病因，认证精准，投方遣药入契，处置得当，故数剂焕然冰释。

二、指挛掌痿

昨何侍郎有女适夫，夫既早世矣，女患十指拳挛，掌垂莫举，肤体疮痏粟粟然，汤剂杂进，饮食顿减，几于半载。愚适与诊之，则非风也，乃忧愁悲哀致尔。众嗤其为臆度，愚举秘文明之曰："神伤于思虑则肉脱，意伤于忧愁则肢废，魂伤于悲哀则筋挛，魄伤于喜乐则皮槁，志伤于盛怒则腰脊难以俯仰"。今之证肢废而筋挛，病属内，非因外也。于是料内因药，仍以鹿角胶辈，多用麝香熬膏，贴痿垂处，渐而掌能举，指能伸。(《易简方纠谬》卷之一)

【按】承陈无择明辨内外因，指挛掌痿而责之于内伤七情，亦其卓识。此亦陈无择七情致病说之灵活运用。内外既判，审因论治，半载之疾，药到病除，收效甚捷。

三、臂痛四则

一贵人为台官，臂痛牵紧，多曰风成，或曰饮注。愚诊其脉濡而来反急，明其为湿，以苍术、附子各等分，木香四分之一，姜煎帛盖，屋上露星一宿，次日重汤暖服之，数日奏功。而其病果因庐墓受湿而得。

又，一贵人右臂肿重，莫能运举，诸医环议，因作风治，亦将旬矣。愚诊讫，对众曰：三十六风，二十四风，悉无肿证，乃湿耳。坐中有后辈强聒曰：湿何能肿重而拘挛也？徐悟之曰：正经云"因于湿，有如裹，湿热不攘，大筋软短，小筋弛长，软短为拘，弛长为痿"，故使之然。中有医僧欣然起曰：老先生学博识远，愿请教合用何剂？愚云：不必好异，只《局方》防己黄芪汤足矣。僧大喜，急治两剂，并滓为三进之，夜半小便一行，次早贴然如故。

又，吾乡高府一子弟，忽患两足拳挛，连腰疼楚彻骨，脉弦紧盛。此证两感，寒多于风，只投《百一选方》养肾散随应。

又，一贵人乙未岁省闱出院，患右臂一边肿重，不举尤甚，实斋王先生转委诊视，既肿且重，脉反缓濡，亦脾经中湿，供汉附汤。其门下有一武人，姓李，媚灶自是，执为风治，进蜈蚣等药，不与病对，竟莫能起。此等蛇虺之徒，养之于平时，戕之于缓急，何济吾事？医非尝试之术也，生平更历如此类者甚众，姑摭其略言之。不幸而有疾者，勿以先入为主。

【按】以上四案见《易简方纠谬》卷之一，同为外因，与"指挛掌痿"之责于内者大异。而"风"与"湿"异，两感之寒多于风者又与风湿异，卢氏辨证明确，用药合法，所以同样见效迅速。若脾经中湿误作风治，或致大误。正反两面，可见辨证准确为诊疗之首着。

四、伤寒衄血

实斋王先生守吴日，侄婿卫学士患伤寒，诊其六部俱数而歇至。愚谓：此脉名促脉，非伤寒家有，莫是病来曾怒否？曰：然。愚以外邪未足虑，先以苏合香丸如半圆眼大，新冷水磨化与饮，以试脉应如何。须臾，脉复通而浮紧，面色赤而目瞑。愚曰：此必衄作。食顷果衄。先生抚几称奇，随只易八味降气汤两剂而愈。大凡衄后尚有头痛体热未尽解，少与桂枝汤，不宜再取汗也。前分正伤寒正汗之说，无识者勿讶。盖以伤寒有正病，有并病，有合病之分。其并病者，太阳初得病时发其汗，汗先出而不彻，因转入于阳明经者，并病也。合病者，乃太阳、阳明、少阳三经互合为病也。其详愚尝分辨于《拟进南阳活人参同余议》之中矣。（《易简方纠谬》卷之一）

【按】卢氏引证此案为说明伤寒慎汗，其言曰："未易轻于劫汗也，苟应汗不汗，却能发其衄血，在仲景散条却曰：太阳病，脉浮紧，发热，身无汗，自衄者愈。然此发衄，病家惊怖而欲强止之；有识医者，乃暗喜其欲解。仲景又谓，既衄之后，不可再汗，汗出必额上陷，脉急紧，直视不得瞬，不得眠，尤宜审此。"八味降气汤即苏子降气汤。

五、气疾二则

郡侯平斋一后院患气奔息急甚危，愚诊曰：此小病耳。坐有懿亲刘府判曰：气出如许，七日不食，胡为小病？愚曰：气奔脉搏，他无一毫外证，此名奔气，有奔气汤可对治之。止以七气汤加吴茱萸料二大剂，每服五钱，与服，半夜气平如故。

郡侯一府眷，患发热头痛，以帛裹首；有识无识，咸谓感冒，招医僧崇辨治，药杂进，至生附、熟附互投。愚诊，其脉溢出鱼际。愚曰，非感冒，乃气疾耳。盖以阳浮于外，气不归元，故发为热，加以气上冲头目，故为颠痛。遂供紫苏子降气汤二剂，加琥珀以平心气，酸枣仁平肝气，夜半热沉而颠不痛矣。（《易简方纠谬》卷之四）

【按】《肘后方》卷三治卒厥逆上气方：甘草二两，人参二两，桂心二两，茱萸一升，生姜一斤，半夏一升；《千金方》卷十七名之为奔气汤，以治大气上奔胸膈中，迫满短气不得卧。与此案气奔息急与之相同，卢祖常用七气汤加吴茱萸，与奔气汤药味全同，药量半夏一升不变，余则稍减，而生姜一斤减至一两，切合"无一毫外证"。苏子降气汤治上盛下虚之气逆喘咳，卢祖常辨"发热头痛，以帛裹首"为气疾，以之加味为治，高明为常人所难解。

六、气伤不食

中书洪先生在朝，诣天竺祈雪，祷切，三日不应，回访实斋，话久还廨，日已傍午，供食不美，吐去，即就枕。由是食不下咽，不登圊者七日。实斋以愚荐，令倅接见，谓中书失饥冒寒得疾，暨诊，一身无感寒邪之证，人迎无伤寒邪之脉，非感冒也。不食七日，失气亦莫能究，惟右手气口脉钩曲向里。愚曰：此只大气受伤耳。先生曰：何谓大气受伤？愚曰：天地之间有大气焉，大气不屈，天长地久；人身肖天地，既受其伤，故有是证。惟人身中有大筋大骨大肉大气，今之四大不安者是也。先生曰：何伤也？愚曰：先必怀恐气，复有怒气，盖恐则精却，精却则上焦闭，闭则气还，还则下焦胀，故气不行矣。况怒则气上，何今之病证有若一空缶，上有小窍而下无窍，虽按沉于水而水莫入。故不登圊而食不进。愚有川方八神来复丹可疗。品内有五灵脂，大行气街；有硫黄、消石，升降阴阳；有半夏、南星二曲，可化其气滞为痰。以调中散进三剂，夜半登圊，随即索粥。次早招诊，已平复矣。（《易简方纠谬》卷之四）

【按】遵陈无择法以人迎、气口之脉辨内外，排除寒邪感冒，以恐、怒内因致气不行，断为大气受伤，以升降阴阳，行气化滞为治。

七、暑月消渴

本治中暑，有起死功。愚尝借以治因暑患渴而人莫知觉者，多效。李昭文在台渴疾，实斋命诊，因其人迎、气口二脉俱数。愚曰：此莫暑月得之？昭文沉吟曰：然。愚遂举天地间坎、兑二水为喻。坎，乾水也，气也，即小而井，大而海；兑，坤水也，形也，即微而露，大而雨。一阳下陷于二阴，为坎，坎以气潜行乎万物之中，为受命之根本，故曰，润万物者莫润乎水。一阴上彻于二阳，为兑，以形普施于万物之上，为资生之利泽，故曰，说万物者莫说于泽。明此二水，大悟人之消渴、消中、消肾三消之名义。今先生之渴既因于暑，证与脉符，况暑喜入心，夏，心火旺，不受正邪，移克于肺，肺受贼邪，此正兑水受伤，不能施之为露为雨，故渴发。膈上，肺之所居也，深合正经所谓"心移热于肺，为膈消"者是也。进以玉壶丸，浓煎参汤极冷，咽下而愈。（《易简方纠谬》卷之四）

【按】坎，卦象，阳爻居中，阴爻在上下，即"一阳下陷于二阴"，则外柔内刚，为水，无处不流不渗，故"以气潜行乎万物之中"；兑，卦象，二阳爻在下，一阴爻在上，即"一阴上彻于二阳"，上虚下实，上小下大，故"以形普施于万物之上"。

八、产后出血耳鸣

昨有永嘉法曹司马速坐仓受纳阁中分免，亟赎黑神散三贴，付妇与服阕，去血稍多，进第二服，其血如倾；扶策登床，耳闻如鼓声者数百，二三婢重手按其头，定其发，愚亟治当归鹿茸二物汤，夜以继日而鼓声渐远，半月平复。则知黑神散亦未易猛进也。（《易简方纠谬》卷之二）

【按】卢氏此案为驳王硕所云"大率产后，不问去血多少，须日进黑神散三服，下血少者，以大圣散间之，二腊后腹无疼痛，方可服四物汤、当归建中汤，早服必补住恶血，为害不浅"而作。

参考文献

[1] 周梦江.叶适与永嘉学派.杭州:浙江古籍出版社,1992.

[2] 温州市志编纂委员会.温州市志.北京:中华书局,1998.

[3] 卢祖常.易简方纠谬.刻本,日本文政十年.

[4] 陈言.三因极一病证方论.北京:人民卫生出版社,1983.

[5] 姜准.岐海琐谈集.卷七.浙江省永嘉区征辑乡先哲遗著委员会刻印本.

[6] 宋进士陈模墓志.碑石,藏温州市博物馆.

[7] 丹波元胤.中国医籍考.第2版.北京:人民卫生出版社,1983.

[8] 陈衍.宝庆本草折衷·诸贤著述年辰//南宋珍稀本草三种.北京:人民卫生出版
    社,2007.

[9] 孙衣言.逊学斋文续抄.木刻本,清光绪十五年.

[10] 施发.续易简方论.刻本,日本文政十年.

[11] 施发.察病指南.新1版.上海:上海卫生出版社出版,1957.

[12] 张惟直.合刻施卢续易简方论//施发.续易简方论.刻本,日本文政十年.

[13] 涩江全善,森立之,等.经籍访古志·补遗.上海:上海古籍出版社,2014.

[14] 张道中.脉诀秘旨·玄白子西原正派脉诀.抄本.

[15] 范行准.中国医学史略.北京:中医古籍出版社,1986.

[16] 王硕.易简方.刻本:孙诒东瓯泳古斋刊,清光绪戊戌.

[17] 和气朝臣惟亨.重刻易简方论.日本文化十三年重刊本.观宜堂藏板.

[18] 刘辰翁.须溪记钞济庵记//丹波元胤.中国医籍考.第2版.北京:人民卫生出
    版社,1983.

[19] 孙志宁.伤寒简要//施发.续易简方论.刻本,日本文政十年.

[20] 颖川郡陈氏宗谱.重修本,民国二十二年.

[21] 太平惠民和剂局.太平惠民和剂局方.排印本.北京:人民卫生出版社,1959.

[22] 王肯堂.伤寒证治准绳.刻本.程永培校修敬堂,清乾隆五十八年.

[23] 刘时觉.《续易简方脉论》和《王氏易简方》续考[J].中华医史杂志,2000,30
    (4):197-199.

[24] 朱震亨.局方发挥.影印本.北京:人民卫生出版社,1956.

[25] 王暐. 续易简方脉论. 抄本.

[26] 朱震亨. 金匮钩玄. 排印本. 北京：人民卫生出版社，1980.

[27] 朱震亨. 格致余论. 影印本. 北京：人民卫生出版社，1956.

[28] 刘完素. 素问病机气宜保命集. 北京：人民卫生出版社，1959.

[29] 脱脱，等. 金史. 北京：中华书局，1975.

[30] 纪昀，等. 四库全书总目提要. 北京：中华书局，1965.

[31] 刘完素. 素问玄机原病式. 影印本. 北京：人民卫生出版社，1956.

[32] 陈直，邹铉. 寿亲养老新书. 上海：上海古籍出版社，1990.

[33] 陈言，缪问. 三因司天方 // 王象礼. 陈无择医学全书. 北京：中国中医药出版社，2005.

[34] 望月三英. 医官玄稿. 刻本. 日本宝历二年.

[35] 和气朝臣惟亨. 重刻易简方论 // 王硕. 易简方. 刻本，日本文化十四年.

[36] 丹波元坚. 杂病广要. 第 2 版. 北京：人民卫生出版社，1983.

[37] 孙衣言. 逊学斋文续抄. 木刻本，清光绪十五年.

[38] 孙诒让. 籀顾述林. 抄本.

《浙派中医丛书》总书目

原著系列

格致余论	规定药品考正·经验随录方
局方发挥	增订伪药条辨
本草衍义补遗	三因极一病证方论
丹溪先生金匮钩玄	察病指南
推求师意	读素问钞
金匮方论衍义	诊家枢要
温热经纬	本草纲目拾遗
随息居重订霍乱论	针灸资生经
王氏医案·王氏医案续编·王氏医案三编	针灸聚英
随息居饮食谱	针灸大成
时病论	灸法秘传
医家四要	宁坤秘笈
伤寒来苏全集	宋氏女科撮要
侣山堂类辩	产后编
伤寒论集注	树蕙编
本草乘雅半偈	医级
本草崇原	医林新论·恭寿堂诊集
医学真传	医林口谱六治秘书
医无闾子医贯	医灯续焰
邯郸遗稿	医学纲目
通俗伤寒论	

专题系列

丹溪学派	针灸学派
温病学派	乌镇医派
钱塘医派	宁波宋氏妇科
温补学派	姚梦兰中医内科
绍派伤寒	曲溪湾潘氏中医外科
永嘉医派	乐清瞿氏眼科
医经学派	富阳张氏骨科
本草学派	浙江何氏妇科
伤寒学派	

品牌系列

杨继洲针灸	王孟英
胡庆余堂	楼英中医药文化
方回春堂	朱丹溪中医药文化
浙八味	桐君传统中药文化